拒食症治療の手引き

家族と治療スタッフのために

著 G.アグマン，A.ゴルジュ
序 P.ジャメ

訳 鈴木 智美
補遺 松木 邦裕

岩崎学術出版社

Comment vivre avec une anorexique by Gilles Agman and Annie Gorgé
Copyright©Editions Josette Lyon, 1999
Japanese translation rights arranged with Editions Josette Lyon, Paris
through Tuttle-Mori Agency, Inc., Tokyo

日本語版への序

　この本は，パリのモンスリ共済研究所にある，フィリップ・ジャメ教授が主宰する，思春期青年期精神科病棟における精神分析的臨床経験のひとつの記録です。この病棟では，長い間拒食症患者とその家族との治療を実践してきており，私たちは，摂食障害が思春期のこころに生じる，自主性と両親に対する依存の間に生じた葛藤の表れであり，その葛藤を解決する困難さを伝えているとの確信をもっています。
　これらの障害は「西洋社会」と呼ばれる自由社会の国々で顕著に増加しています。人や薬や行為に依存することから自由になって，自らの能力を発揮したり，自立をしていこうとしたりするときに，矛盾することながら，行為をすることでその困難さを表すのです。
　私たちの仕事は，精神分析的理論に基礎を置いていますが，患者や家族それぞれのこころに境界を作り，分離することにもちこたえられるようにするためには，第三者の介入を必要とするのだという，重要で基本的な概念を拠り所にしています。このアプローチは，行動療法や薬物療法といった他の方法を否定するものではありません。精神分析的理解にもとづく治療接近では，治療計画を立てるときに，患者と家族に同時にかかわりを持つようにします。それは家族が直接的に影響を及ぼすと思われるからですが，このやり方が唯一のものではありませんし，魔術的なものでもありません。

文化圏が異なることで，たとえ障害の表現のしかたや治療の方法が若干違っていても，主たる無意識的こころのあり方は普遍的な性質のものでしょう。私たちは，拒食症に悩む患者と家族のために，この本の日本語での翻訳を申し出てくれた鈴木智美医師にとても感謝しています。患者個人，その家族，そしてそれを抱える社会状況にそれぞれ即した答えを考え工夫することが大切だということを，私たちは経験から学び，そのことを本書で示したつもりですが，日本の皆さんにそうした私たちの経験がお伝えできれば幸せです。

ジル・アグマン
アニー・ゴルジュ

目　次

日本語版への序　　*1*
この本を読まれる前に　　*5*
序　　*23*
はじめに　　*29*

第1章　拒食症の昨今　　*31*

1．拒食症は今世紀の病気？　　*33*
2．「娘は食べないし，とてもやせている。
　　　それに，生理がなくなってしまったんです」　　*36*
　　1）無食欲：拒食症と摂食障害　　*36*
　　2）無体重：るいそう　　*41*
　　3）無月経　　*42*
　　4）主たる精神症状の欠如　　*43*
3．男子の拒食症の場合は？　　*49*
4．将来はどうなるのだろうか？　　*52*
　　1）その経過の重要点　　*52*
　　2）治癒については？　　*52*
　　3）ぶり返しは？　　*53*
　　4）重症度は？　　*53*

第2章　拒食症になっていく娘とともに生き，
　　　　　治療するようにしむけること　　*55*

1．家　族　　*57*
　　1）「もしこれがからだだけの病気であったならいいのになぁ」　　*57*
　　2）幼少期　　*58*
　　3）分離に敏感であるとはどういうことだろうか？　　*59*
　　4）治療についての意見の相違　　*63*

2．学　校　*65*
　1）過剰な頑張り　*65*
　2）「学期末」　*65*
3．「誰しもが心配だらけ。手助けするにはどうすればいいのですか？」　*67*
4．診察は，誰に？　どうやって？　*72*

第3章　拒食症者とともに生き，治療に参加する　*75*
1．どんな治療があるのか？　*77*
　1）定期的な外来通院　*77*
　2）入　院　*80*
2．家族はどうやって治療に参加できるか　*92*
　1）誰が参加すべきか　*92*
　2）外来通院中　*94*
　3）入院中　*99*
　4）退　院　*104*
3．どうして私たちの家族に拒食症が？　*106*
　1）両　親　*106*
　2）きょうだい　*109*
　3）祖　母　*113*
　4）拒食症の系図？　*115*

むすび　*119*
参考資料　*123*
用語解説　*125*
補遺：「あとがき」に代えて——摂食障害というこころの悲劇についての覚書き　*131*

この本を読まれる前に ——訳者まえがき

　この本は，摂食障害，ことに拒食症の治療では世界的権威であるジャメ教授（パリⅥ大学）のもと，モンスリ共済研究所の思春期青年期専門の精神科病棟で日々苦闘しているアグマン医師とゴルジュ心理士によって，拒食症患者の家族や周囲の人々，さらには治療スタッフのために書かれたものです。やせこけた拒食症の少女を前にしたとき，誰もが狼狽し，かかわりに躊躇し，自分自身のこれまでの生き方までも振り返ることを余儀なくされます。そして，人との関係性のありかたに始まって，物事の価値や人間の実存までのあらゆる疑問に直面させられ，これまで私たちが見過ごしてきた，あるいはごまかしたり避けたりしてきた事柄が白日の下にさらされます。この本は，著者らの経験を通して，これらの疑問に応えてくれます。

　私は，数年前にジャメ教授のこの病棟で2年余りアグマン医師とゴルジュ心理士の治療の実際を見聞してきました。そこでの治療戦略の基本的考え方は日本でも共通するものがあり，治療実践のいくつかは応用できると思っています。この本の理論と治療戦略を応用することによって，敬遠されがちで腫れ物に触るようにしか扱われない拒食症の少女たちと，より自由な関係を結べるようになれたら，少女たちの治癒への道のりがいくらかは楽になるのではないかと，訳出を考えたしだいです。

          *   *

　さて，この本の舞台となっているモンスリ共済研究所の思春期青年期専門の精神科病棟とはどのような施設なのか，パリの摂食障害治療における位置づけについても少し触れて，この本の理解の手助けにしていただきたいと思います。また，摂食障害の病態そのものに対する考え方やアプローチの本質は日仏共通ではあっても，文化差や社会環境，法的側面の相違があります。そこで，文化差としての養育の相違や治療過程の相違についても，症例を通して触れておきたいと思います。

          *

● **パリにおける摂食障害治療**

　フランスの病院はすべて公立あるいは準公立的運営です。精神医療の分野では，法律で施設設置やその入院形態が規定されています。1960年から地区化政策が取られ，各県を人口約7万人を基準にしてさらに地区化し，その地域の中で同一の医療チームがすべての患者について一貫したサービスを提供できるように運営されています。しかし，摂食障害患者へのサービスは地区化政策の例外となることがあります。原則的には地域の中で加療されるのですが，摂食障害が治療困難であることや，その地域に専門家が勤務していない場合があるからです。パリの場合，20の行政区を32のセクターに分類しており，そこにそれぞれ中心病院が指定されていますが，モンスリ共済研究所の思春期青年期の精神科病棟は，そうしたセクターや地域を越えて摂食障害患者を診ており，パリ以外の他県からの依頼にも応じています。

　パリにはセクターや地域を越えて摂食障害を主として治療している施設としてモンスリ共済研究所以外に2つあります。児童を対象

としたビセートル病院と成人を対象としたサンタンヌ病院です。それぞれ，対象年齢が異なること，治療アプローチが異なることが特徴です。ビセートル病院は，身体的危機の場合の入院が主で，小児科病棟の数病床が摂食障害患者のために使われます。からだの管理を主とし，鼻腔栄養や点滴といった強制栄養をすることも多く，入院期間は2カ月を限度としています。精神的側面に対しては，絵画やミニチュアを用いた表現療法とプレイセラピーを用い，おおむね支持的にかかわっているようです。小児科医と児童精神科医との連携での加療で，心理的サポートは主に心理士によってなされます。子どもとの分離に対する両親の不安を扱うための両親のグループ療法や，栄養士と臨床栄養医による食事に関する教育といった時間も設定されています。

　サンタンヌ病院では，病院の一部門として摂食障害部門があり22の病床を擁しています。入院のほとんどは過食症です。行動療法での加療で，厳密な行動チェックとスタッフが常に1対1でかかわるやりかたをしています。行動チェックは，チェックシートに沿ったスタッフの観察によるものと，17の質問紙による自己評定とでなされます。この自己評定は日記式に日々記載していきます。食事はスタッフとともに摂るのですが，週に1度は1対1で対面しての食事場面があり，その際にはスタッフの食事摂取を手本とするよう求められ，食べる順序や食べ方，食べる量，スピードなど細かくチェックしフィードバックされます。この時間は，チェックされている患者にとっても，手本となるスタッフにとっても緊張したものになります。食事のカロリーはもちろん水分量も管理され，摂取の時間帯や所要時間も管理されます。ここでは，料理のセッションが設定されていて，買い物のしかたやメニューの立て方なども実際に体験し

ます。入院期間は約3カ月で，1週間の観察期間，4～5週間の個室管理での行動制限期間，4～5週間の行動修正期間，2週間の定着期間といった設定のもとに入院がなされます。

　そして，この本の書かれたモンスリ共済研究所の思春期青年期精神科病棟では，精神力動的な考えのもとに治療をしています。パリ市南の14区に位置するこの研究所は，モンスリ公園に隣接した総合病院を有していて，そこにこの病棟があり，14歳から22～3歳までの思春期と青年期の精神疾患の患者を対象に入院を引き受けています。全開放病棟で，病床数は39であり，その約40％が摂食障害（うち90％が神経性無食欲症〈拒食症〉）で占められています。病棟専任の臨床教育担当医4人と研修医（卒後4年目）6人，一般内科医1人が常勤し，看護師以外に，心理士2人，ソーシャルワーカー2人，作業療法士4人，運動療法士1人が勤務しています。

　入院契約は本書の中に詳しく述べられていますが，入院の目的を明確にすることと，入院によってなされる家族との分離が解除され再び家族と接触するまでの時期ならびに退院の時期は，標準体重から算出した体重によって決定されることが契約書に明記されます。つまり，入院はこれまでの関係性からの分離であり，新しい関係性を築いていくための期間として考えられており，これまでの周囲の人や物との接触の制限がなされ，その間は入院という新しい環境での新たな人との関係性を作り，これまでとは違った家族との関係性を見いだす時間になるわけです。そして，その枠組みは体重によって決められることになります。その際の契約体重は，治療が進展するための目安として設定されるものであり，体重そのものだけを単独にとりあげることはしません。体重という具体的な数値によって

行動の枠組みがなされながらも，そこにいる患者が体験していることの意味を考えていくことが大切であるとの考えのもとに，入院治療が提案されるのがこのモンスリ共済研究所の特徴といえます。また，患者本人が治療に責任をもつことが治療契約の基盤ですが，患者自ら契約しても，入院後に治療に反する行為が認められることがあります。それが病気のなせることであると考えられる場合は，個室に鍵をかけて対応します。鍵をかける時間は長時間に渡らないように配慮され，できるだけ早い時期に他の患者と接触するように介入されます。病室は個室と2人部屋とがあり，それぞれにトイレと洗面台があります。嘔吐や洗浄強迫が激しいときなどには，このトイレや洗面台の水を外から調整して対応します。入院当初は個室から始めることが多く，他患者との交流がスムースになることや，コミュニティミーティングに参加できること，ゲームなどの遊びや日常場面での発言内容が適切であることを目安として，個室から2人部屋への移室が決められます。

　個人面接は週2回，各30分程度で，構造化されたものではありませんが，主治医，環境調整を主として行う上級医，そして担当看護師とによって日常生活上の問題点を話し合う現実的介入の場となります。必要があるときには，ソーシャルワーカーも交えて具体的に社会に戻るための準備を進めていきます。主な治療はグループで行われます。からだを自分のものとして感じ取り，そして，自己表現をからだではなく他の手段で表出するよう，さまざまな治療上の工夫がなされます。病棟全体でのコミュニティミーティングが60分，週2回行われます。1回は医師も含めたスタッフとの合同で，もう1回は医師を除くスタッフが入ってのものです。月に2回は病棟管理者であるジャメ教授も参加します。これは，病棟の力動を考

えてのミーティングであり，患者が自由に発言できることと，病理を踏まえた関与がなされることが考慮されています。摂食障害患者のみのグループ療法は週1回，クローズドで行われ，集団力動的介入とともに教育的アプローチも行われます。芸術表現療法は，毎日，午前，午後共に2時間の枠が設けられ，粘土細工・絵画・木工芸・彫刻・コンピューター・七宝焼き・写真の7種の活動があり，決まった活動に定期的に参加するよう求められます。活動の中では自由に創作していきますが，作品には象徴的なものが多く，女性性を表す作品や，怒りを表現した作品，柔らかさを表すものなどが見受けられました。それぞれ専門の作業療法士が担当して指導します。また週1回のサイコドラマへの参加も時宜を得て勧められます。このサイコドラマでは，葛藤的場面（たとえば家族での会食風景，母親との買い物など）が題材として取り上げられます。さらに体重の回復がある程度なされた後には，週2回，からだを認知させるためのストレッチ体操を主としたリラクゼーションに参加するのですが，このセッションは運動療法士が担当します。週1回のスポーツ活動（バレーボール，水泳，スケート，ジャズダンス）もあり，リラクゼーションやスポーツ活動では，自分のからだを感じ，からだを自由に動かし，からだを愛する体験を目的としています。他に映画や演劇鑑賞，自転車ツーリングといった余暇活動や泊まりがけでの治療旅行が計画されます。これらに加えて，補習教育がなされます。これは退職した教師による1対1で行う補習講義ですが，正規の授業単位として国から認定されます。教育スタッフと医療スタッフは月1回，合同会議をして情報交換をし，補修講義を受ける頻度や科目が適切かどうかの検討がなされます。

体重測定は週1回で，朝食前に下着1枚で測定をします。患者が

体重の数値にばかり気を取られることに配慮しつつも，体重が健康にとって重要なものであるとの考えによります。患者によっては，体重測定の直前に隠れて水をがぶ飲みしてごまかしたり，下着にこっそりおもりを忍ばせたり，排便をコントロールするなどの行動も見られますが，そのようなごまかしはその場で指摘し，その行為の奥にある感情を取り扱う工夫をします。病棟内では点滴や鼻腔栄養といった強制的栄養法はほとんど行われません。いよいよ身体的な危機状況に至った場合には，救命甦生専門病棟の集中治療室での管理となり，この時には精神科的治療は一時中断し，主治医も栄養管理医に交替しますが，精神科担当医と担当看護師によって訪問の形を取った面接だけを続行します。個室管理の時期を過ぎた後の食事は，食堂で看護スタッフと一緒に摂取します。スタッフは管理するというより「共にいる」程度のかかわりであり，残飯のチェックはなされませんし，おやつも自由に購入し摂取できます。からだの管理は主治医である精神科医ではなく，一般内科医が行います。ですから，両者の見解の相違から，患者の治療活動参加や行動制限の是非をめぐって熱のこもった討論になることがしばしばです。

　多くの職種のスタッフがこうして1人の摂食障害の患者に関与しますが，スタッフ間の齟齬が起こらないように，治療プログラムごとに全スタッフ揃っての30分から1時間かけてのアフターミーティングが必ず行われます。

　これまでの周囲の人や物との接触を制限するといった行動制限の枠組みの中で，こういった精神力動的アプローチを行いつつも，入院はあくまでからだとこころの危機状況であるとの見地から，それまで受けてきた精神分析や精神療法は一時中断させ，入院の枠内の治療に専念させる点が特徴です。退院間近になってはじめて，精神

分析や精神療法を再開するために，これまでの治療者とのコンタクトを取ることを許可されます。

　家族に対しては，適宜行われる個々の面接の他に，3週に1度，90分の集団でのセッションが設定されています。両親揃っての参加を原則としていて，離婚した夫婦であっても両者揃って出席するように勧められます。病気の理解を教育するだけでなく，娘とのこれまでのあり方を自ら話すことで，抱えていた不安や不満の発散になるとともに，他の親御さんの状況を客観的に聞くことで共感的安心感を得たり，態度の矛盾に気づいたりする場となります。このセッションには両親以外の家族も自由に参加できますが，入院中はできるだけ継続的に参加することが求められます。

　入院期間は平均3カ月程度ですが，固定されたものではなく，長く6カ月，9カ月と在院することもまれではありません。退院可能な体重に達したときに，対人関係のありかたや不安や怒りの処理のしかたが適切なものかを話し合って退院が決まります。退院時のマネージメントはソーシャルワーカーが関与して，多くの場合，直接実家庭に戻らずに，中間施設や学生寮，県人会寮，里親的下宿へと退院していきます。

　フランスには，中間施設としてこころの疾患をもつ学生のための治療教育施設があり，入院継続する必要はないものの，実家庭に戻るには葛藤が大きく，病状的には寮や里親的下宿を利用することが困難な場合に，こういった治療教育施設に入所することができます。治療教育施設では，医師・看護師・心理士・作業療法士・ソーシャルワーカーが関与する，寮のような施設に教育機関が隣接し，寺子屋式の授業が少人数で行われます。病院よりは医療スタッフの数は

少ないのですが，授業時間外には，個人面接や作業療法も行われますし，ソーシャルワーカーがより積極的に関与して，両親や社会とのコンタクトをどうするかについての具体的アドバイスがなされます。外出も外泊も一定の規則に則れば自由です。教育は，近くの公立教育機関からの出張教諭が担当しますが，医療スタッフと教育スタッフとは常に連携して機能するように，週に1度合同で問題点を話し合う時間があり，3カ月に1度は，患者である学生ひとりひとりについての話し合いがあります。この時には，当人も両親も参加して将来についての見通しを話し合うこともなされます。

　治療は病院や家庭だけではなく，地域ぐるみで行われているのが特徴でしょう。

● 日仏での親子関係の違い

　ところで，摂食障害の病態を生む素地として，養育の問題があげられます。私は，必ずしも養育上の失敗だけがこの病理を生むものではないと思っていますが，少なくとも，お母さんと子どもとの情緒交流のずれがあったために，子どもの側が極度の不安に陥り，絶望的な虚無感に見舞われることが素地になるのではないかと考えています。そこには日仏の相違はありませんが，自己表現のしかたに違いがみられ，それは文化差，養育形態の違いによるのではないかと思います。

　日本の養育の特徴としてまず，添い寝の習慣をあげることができましょう。赤ちゃんはお母さんの懐に文字どおり抱え込まれて心地よい睡眠を貪ります。この時お母さんとの一体感を得，十分な安らぎを感じることができます。この一体感は添い寝のみで培われるものではありませんが，添い寝が一体感情を強くするように思います。

日本人の「甘え」に代表される以心伝心の信条はこの一体感情に根ざすものでしょう。「甘え」の語幹である「甘」は、元来口の中に食物を含んで味わうという意味とのことで、食物を含み咀嚼するうちに甘み・うま味が出現するのですが、この感覚を比喩的に人間関係や事物の様相において表現したものが「甘え」です。中山は、この「甘」の感覚を三層構造からなっていると説明しています。表層部は、糖質の過剰を意味し、社会的関係における不安定で一時的な絆を、中層部は、糖質の抑制で、好意と遠慮のバランスを内包し、深層部は、母乳を口に含んだ時の原体験感覚であり、分離への葛藤と不安をその裏側に有すると述べています。「甘え」の感覚は、日本人特有のものではないと思いますが、日本における子どもの養育の中では、「甘え」が重要なポイントになるようです。子どもは甘やかされながら、躾られる傾向がありますし、子どもが甘える行為は愛くるしくとらえられます。お母さんは、子どもを抱っこやおんぶをしながら常に肌を接触させてかかわります。食事の場面においても、子どものおしゃべりやいたずらには比較的寛容です。皮膚を通した「甘え」の感情体験は、日本の養育の中で重要な意味を持ちます。

　一方、フランスでは、両親と子どもは、たとえ赤ちゃんといえども寝室を共にはしません。フランス人には添い寝など考えられないことのようです。パリでの小セミナーで、日本における添い寝の習慣について討論した時のフランス人の反応は、添い寝によって母子間にセクシャルな関係が生じないのかといったものでした。子どもといえども小さな大人として扱い、一個の自立した人間としてふるまうことを養育の中で要求されます。赤ちゃんは対面式のベビーカーで連れて歩かれ、お母さんの目を通して自己を確認します。「甘え」

は許容されず，周囲との調和よりは，他者と異なった自分の意見を持つことや自己の責任を取ることが重視されます。大人と子どもの領域がはっきりしていますから，食事の場面では，子どもは大人の話に口をはさむことは厳禁ですし，レストランなどに子ども連れで入ることは少なく，公衆の面前で子どもがぐずったときには大変厳格に躾られます。私の印象に残る場面に次のようなものがあります。テーブル席をしつらえてあるアイスクリームショップに，3歳位の男の子とそのお母さんがアイスクリームを選ぶために店に入って来ました。子どもははしゃいだ大きな声で「これが欲しい！」とねだりました。私には日本で見慣れた光景に思えたのですが，店の奥のテーブルにいた老人が，大きく手を打ち「静かに！ここは子どもの遊び場ではない」と叫んだのでした。また，遊覧船の中で子どもがぐずっていると，傍にいた両親と祖父母とが同時に，子どもを平手打ちにして叱っていました。公衆の場にそぐわない行為は，たとえ子どもといえども容赦されることはないのです。こうした養育においては，4～5歳になってもおしゃぶりを口にくわえている子どもが多く見受けられます。これはおしゃぶりという過渡対象（ウィニコット Winnicott）の利用によってお母さんとの分離が可能となることを意味しているものと思われます。

　こうした養育の違いは，摂食障害という表現型を来す同じ病理において，ことに治療過程や治療上の工夫の違いをもたらします。日本における「甘え」を基にした養育は，母子間に情緒的安心や周囲との協調性がもたらされる反面，自己の意見や感情と対峙できなくなり，治療の中でも「以心伝心」を求め，自己表出は困難です。治療過程では，持て余した感情，特に怒りの爆発があるでしょうし，しがみつきといった貪欲な愛情欲求を示すでしょう。そうした感情

や葛藤に気づくときに，深い抑うつや虚無感と出会います。そのため治療の中で，言語的に感情表出を可能にすべく意識して治療者が常にかかわることが必要でしょうし，表出されたそうした感情を治療者が恐れずに受け止め，受け入れ可能な形にして返すことが求められます。一方フランスでは，治療を求めてくる時点で，心理的葛藤を意識している場合が多いようです。養育の中で自己主張が重視され，自己の考えや感情と対峙することが日常ですから，治療過程でも感情表出は豊かで，言語化能力も高いのです。この場合は安心する環境を提供することで，「行動」から「昇華されたもの」へと進展しやすい傾向があると思います。

● 摂食障害の病理

そうはいっても日仏共通して，摂食障害の本質の病理は同じです。本書の中にも記載されていますように，摂食障害の少女たちは，思春期になって生じた，親との間で作られてきたこれまでの自分と，内側からわき起こってくる感覚との葛藤をこころに抱えておけず，摂食障害という行動でこの苦痛を消したり，排泄したりすることでしか処理できない病理を持っているのです。こうした葛藤の根底にある不安や恐怖に治療者が理解を示すことは，摂食障害の治療にとって不可欠でしょう。

摂食障害の少女たちの多くは，乳児期の授乳や家庭の食卓で落ち着かない体験をこころの中にもっていて，母子の間での情緒応答性はよくないようです。母子の情緒交流は，普通，抱っこや授乳時の見つめ合いから始まります。柔らかいおっぱいに触れる，優しい目がいつも自分を見つめていてくれる，この体験の中で，赤ちゃんは自尊心を形成し，自己評価を高めていきます。口を介した快い感触

や居心地は，自分と外界との調和を作り出します。よちよち歩きの時期にはお母さんから離れていくことを意識し，自分のからだを自由に操ることができる喜びの体験をします。ところが，お母さんに安心を見いだせずにいる赤ちゃんは，周囲からの陽性のメッセージを受け入れられずに自尊心は育たず，拒絶感や周囲への不信感を抱き，自分を自由に表現できなくなって，周囲の要望に無理やり合わせた形で成長することになります。

通常，思春期には，社会的に一個の人格をもった人として分離し自立する前段階として，再び母親に近づく現象が，反発と依存の形で表現されますが，この再接近は赤ちゃんのときの愛情体験をこころに持てずにいる場合大変困難です。その困難さの叫びのひとつが摂食障害の形を取って現れるといえましょう。

拒食症のＡ子さんは，お母さんが子育てに不安があったために，抱っこされることなく，ベットに寝かされたままの状態で哺乳瓶からミルクを与えられていました。また過食症のＢ子さんは，育児書どおりの決まった時刻，決まった時間しかおっぱいを与えてもらえませんでした。無意識の中に閉じこめられたこの種の絶望的な感情体験が，思春期になったときのお母さんへの再接近に影響を及ぼすのです。

思春期になると，少女はお母さんの中に自分の将来を見いだします。つまり，女性としてのお母さんと母親としてのお母さんという二重のモデルを見いだすことになるのです。しかし，そうした女性であることと，母親であることは矛盾を含むものですから，少女はお母さんに対して，アンビバレントな感情（同一の相手に同時に抱

く，相反した感情）を抱き，お母さんに葛藤的になります。しかも摂食障害になる少女は上記したような乳幼児期における周囲に対する拒絶感や不信感が強く存在し，また自尊心が低いため，お母さんへの愛情欲求は強くとも，拒絶される不安がそれ以上に強くてお母さんに近づくことができません。そして，こうした葛藤と不安の根底にある怒りの感情に耐えられなくなっていきます。この場面に啐啄のタイミングでダイエットの情報が入ると，いい子としてふるまうことでしか自己の存在を確認できなかった子どもは，お母さんからおっぱい，すなわち食を与えられた体験に基づいた「食べる」行為を拒否することで，お母さんにそれらのメッセージを投げつけます。そうして，やせることに価値を見いだし，そこに自分のすべてのエネルギーを集約することになるのです。つまりやせることで，低い自己評価や孤立感，女性になることの混乱を否認し，いい子としてふるまうことではないやり方で自己の有用性を証明しようと試みることになります。目に見えるもの，はかれるものだけが信用に足ることとしてとらえられるのですが，一方でそれが本質ではないことを無意識的に誰より知っているのは当人ですから，そこには満足できず，ジレンマの渦に巻き込まれていくのです。ここに，摂食障害といわれる病理が生じます。

● **入院経過での日仏の違い**

　拒食症の愛（仮名）さんは，13歳のときに，デブと言われたことを契機にダイエットを開始しました。節食と強迫的な運動が半年ほど続いた後で，お母さんが，愛さんのやせに気づいたときには，身体的にすでに入院が必要な状態だったのですが，治療者側の入院の提案に，愛さんは，じだんだ踏んで泣きわめき，暴言を吐き，周

囲にあった物を投げて抵抗しました。お母さんも入院にはいささか迷いもあったのですが，この愛さんの様子を目の当たりにして，お母さんは自分ではもはやどうすることもできない思いを抱き，入院が決められました。入院の決定を告げると，愛さんは観念したように病室へは自ら向かったのですが，入院後丸1日は，ブスッとして引きこもっていました。翌日には看護師から見える位置に腰掛けて過ごすようになり，面接では入院当初の言葉や態度と裏腹に入院したことが安心だったことを語りました。愛さんは幼い頃より手のかからない子で，学校では優等生でした。両親の仲は冷たいように感じてきており，実際お母さんはお父さんの愚痴をしばしば愛さんに語っていましたし，同居している姑に遠慮して生活していました。愛さんはお母さんに負担にならないように，お母さんを喜ばせる存在になろうとしてきたと語っています。こういった話を聞く中で，そのときに感じた思いを扱うようにしたところ，お母さんを独り占めにしたい気持ちと，それがかなわなかった寂しさや怒りを語るようになっていきました。そして，病棟では，愛さんは食べ物を看護師に投げつけたり，暴言を吐いたりする一方で，看護師や主治医の後追いをし，抱きつくといった，依存し退行した状態となりました。愛さんが，そうした怒りと愛着の感情に対峙し，適切な形で表出することができたのは，そうした退行状態を受け入れた主治医や看護師に安心感を抱けるようになった後のことでした。その後，食物摂取の状態が改善されていったのです。

　愛さんにとってのダイエット・拒食は，押さえ込んでいた自己の欲求を表出し，弱くて不安定な自己を確立する試みだったようです。

　フランソワーズ（仮名）は，友人は少ないけれど，優等生で両親

の自慢の娘でした。お母さんは拒食のエピソードを持ち情緒が不安定で扇情的であり、お父さんは仕事上のトラブルからうつ状態となっていました。14歳で短期留学をしたときに、フランソワーズは食習慣の違いから食事ができなくなったのですが、帰国後にも、食べ方は鈍く、皿の上で食物を細かくしさんざんこねまわし、終いには食べずに席を立つといった行動を取るようになりました。22キロもの体重減少を来して家庭医からの紹介で来院したのですが、フランソワーズは、留学時の心細い体験と家庭での安心感のなさとが重なったと語り、自ら入院契約書にサインしました。それでも、入院当初は自室に引きこもって食事に手をつけずにいましたし、体重測定の直前には水をがぶ飲みしてごまかしていましたが、面接では「これまで義務感でふるまってきた」ことや、「お母さんは不安定で言うことが一定しないし、何を望んでいるのかわからない」「お母さんと外出すると男性から好奇の目で見られているようで吐き気がする」といったことを語りました。作業療法の陶芸では、母親の内にいる胎児の姿を創作しはじめました。そして、おしゃぶりをくわえながら、コミュニティミーティングの中で同年代の患者と活発に意見交換できるようになり、徐々に食堂で食事をすることができはじめたのです。ときに攻撃的な意見を出して逆に他患から攻撃されるといったこともありましたが、他患の意見に共感を示すことができるようになったころから、体重も順調に増加しだしました。それまで嫌悪していた女性性を象徴する肥った裸婦や出産シーンを象った作品を創作し、治療プログラムのダンスで自由にからだを動かすことができるようになったころ、標準体重に達しました。

　フランソワーズにとって、拒食はお母さんとの分離不安と自己確認をする姿だったようです。

日本で生まれ育った愛さんは，入院決定もお母さんに預け，自分の責任を棚上げした形で治療に従います。言語的な感情表出は困難で，治療において安心した関係を結ぶまでに時間がかかり，退行して対象に依存し，衝動性を投げつける形で自己表出しています。治療は愛さんの衝動性を受け入れ，安全な形で愛さんの中へ戻す作業を中心に展開されました。

　フランス人のフランソワーズは治療契約も自己決定し，治療においても感情を言語化し，象徴的な作品を創作することで自己表現を行っています。おしゃぶりといった過渡対象を使用することで母親との分離を受け入れています。治療は，葛藤要因である家族と物理的に距離を持ち，こころの距離を保つべくフランソワーズを受け入れる器を提供することがポイントだったようです。

　こうしたように，治療過程でのかかわり方の違いは日仏で違いがありますが，摂食障害を来した少女のこころのあり方に焦点を当てることは大事ですし，そのこころのあり方には相違はないと思います。摂食障害が，氾濫するダイエット情報によって惹起されるケースは少なくありませんが，それだけで摂食障害に陥るのではないことと，この障害の根底にある不安・恐怖を理解することが治療の上で必要なことになるでしょう。

*

　この本を通して，私たちが摂食障害の本質を学び，この悲劇を終らせるために何ができるかを模索する一道程になればと思います。

*　　　　*

　この本を訳出するにあたって，多くの方々にお力添えをいただきました。臨床活動を共にしているスタッフはもとより，摂食障害をもたらすこころのあり方を教えてくれ，いっしょにこの障害と格闘

してくれている患者さんとそのご家族に感謝しています。松木邦裕先生は訳稿に目を通していただいただけでなく，摂食障害の個人病理に焦点を当てて「摂食障害というこころの悲劇についての覚え書き」を書き下ろして，この本をよりバランスのよいものにしてくださいました。福井敏先生には日々の臨床のアドバイスとともに，翻訳作業についてもご助言いただきました。また，Régis Laciak 氏は，本書でのフランス語理解にねばり強くつきあってくださいました。この場を借りてお礼を述べたいと思います。そして，岩崎学術出版社の唐沢礼子氏には，遅々として進まぬ私の筆に忍耐をもって待ってくださったことにお礼を申しあげます。

この訳書が，少しでも摂食障害の理解と治療に役立つことができれば望外の幸せです。皆様のご批判やご教示をいただければありがたいと思います。

鈴木　智美

文　献

中山治：原感覚に基づく「甘え」の分析．異文化間関係学の現在．金子書房，1992．

鈴木智美，川谷大治：摂食障害における母親の mourning work が果たした治療的役割．精神療法19(5)，1993．

SUZUKI,T. : Image Parentale lors des Troubles de la conduite Alimentaire. The Japanese Journal of Psychiatry and Neurology, 48(4), 1994.

Tribolet,S., Desous,G,.: Droit et psychiatrie. Editions Heures de France, 1995.

渡辺久子：食と心の原点としての授乳体験．教育と医学(11)，1996．

序

　拒食症は多くの点で謎に包まれています。とても才能があって理知的で「皆から好かれて幸せな」少女が，生きたいとの強い意思を示しながらも，餓死するほど極端に自分のからだをいじめる行為をどうしてするのでしょうか。

　この問いに答えるには，その深い動機を理解する必要があります。そこには，そのような行為を出現しやすくする，思春期にみられる意識されない，いくつかの脆弱因子のようなものがあるのです。そしてまた，この行為障害に対して，特定の決まりきった治療がないこともはっきりしています。完璧な治癒や改善は，いろいろな治療接近が統合されて初めてもたらされます。それら治療接近の中でも，両親との共同作業や環境のマネージメント，家族内関係のマネージメントは，治療が展開していくための本質的な側面として重要です。

　拒食症がもたらす深刻な危機や混乱に，当人と同じくともに生きている家族（両親やきょうだい，ときには祖父母）もそれぞれ違った形ですが巻き込まれてしまいます。拒食症を患った人は，他人の態度にとても影響を受けますし，家族に対して強く情緒的に依存してくるからです。

　特定の理由や周囲の特定の人物から傷つけられた体験，あるいは特定の人の責任によって，拒食症がもたらされるのは例外的なことです。普通は，その原因は，多次元的で複雑であり，家族関係と養

育や発達にともなう微妙な感情が織り込まれた結果です。

　拒食症に「典型的な家族」といったものはありませんし，まして拒食症に唯一無二の典型的な性格も存在しません。拒食はどちらかといえば適応行為です。食の欲求を並外れてコントロールしようとする，まったく絶望的な自己治療のようなものです。

　拒食症の人にとって，この行為は，困惑し，寄る辺を見失い，水中で脚がつかない脅威に襲われる心的状況に抵抗する手段なのです。けれども，この行為がその人に定着して持続し組織化されれば，その行為そのものが重要なものになってしまい，行為を中心としてパーソナリティ全体が再組織化されます。それは，こころのなかのガン組織になって，その行為が，精神生活のすべて，あらゆる興味やあらゆる関係を食べつくしてしまうのです。そして数カ月後には，どの拒食症者もまったく同じに見えてしまうようになるのです。

　そのために，ひとりの少女が成長の途中で拒食という行為を示しているというのではなく，「拒食症者」というひとかたまりで捉えられてしまい，どの拒食症者も拒食という行為に帰せられてしまいます。しかし，少女たちひとりひとりは，拒食を示す前にしても後にしても，似ていることより違っていることのほうが大きいのです。

　家族に関しても同じことがいえます。拒食の行為が家族のひとりに定着すると，家族のあり方の特徴のいくつかが強化され，誇張され歪み，さらにそれによってもともとの病因すなわち拒食が強化されてしまいます。水中で脚がつかなくなる感じやひとりぼっちにされる感じが強いほど，拒食症の人は溺れる人がそうするように，その行為にしがみつきます。

　同じように家族も，それが持続し不安が増すにつれて，その行為にしがみつき，すべてがそこに集約されます。その時，普段ならそ

れほど気づくことはない，家族との感情的な結びつきがとても強くなっていることに気づきます。ただ，そこには互いの信頼とか，楽しみの共有や外に開かれること，あるいは状況の楽観的見通しといったものではなく，心配，相互のしがみつき，確認，不満，良い評価の追求，過去への郷愁，新しいことへの恐れ，葛藤の拒否，などが根底に存在します。それは，解こうとすればするほど結び目が固くなる一種の輪差状の関係にあります。両親が娘を拒食から引き離そうとすればするほど，娘を追い詰めることになるのです。娘は矛盾した行為にはまりこむことでしか，強さや自由な感情を見いだせなくなります。この少女は，生きている感覚と自由を見いだす感覚とを，死を賭して確かめるべく，必死になっているという矛盾をもっています。

　当然のことながら大切なのは，家族がこの行為の危険な性質を知ろうと努力し，そして彼女の共犯となることを拒否することです。両親の強い支えなしには，治療が役立つことは少ないでしょう。思春期の子どもたちが，生命やからだとこころの発達を危険にさらさずに，自分を表現する別の方法を見つけるためには，十分な治療期間が必要です。そして，役に立つ支えを得るためには，家族関係に翻弄されずに状況に対処できる専門家という第三者に頼む必要があります。

　専門家に頼むことは，病因と未消化なもつれを解消するためには一番よい方法です。というのは，関係する当人達にとってはその状況が必要不可欠になってしまっていたり，あまりに煩雑であったりするからです。閉じられた家族空間を開くこと，輪差状の結びつきを緩めること，ゆとりや空間，空気を再び取り入れること，などいくつかのやり方を見い出すことが，大事な治療手段となります。し

かし，それは両親に，自分たちで状況を解決したいとの思いを断念するよう迫ることになります。両親は，自分たちの過ちであると考えたり，罪悪感を抱いてしまうと，自らの失敗を埋め合わせるために自分たちだけで解決しようとします。しかし，それは一段と子どもに干渉することになり，状況が悪化しかねません。家族環境がもつれてしまうのは，本質的に悪いのではなく，過剰に依存しあっているからです。

　拒食症者の両親のグループ治療を30年近く実践したおかげで，私たちは家族関係や養育上の困難と，本質的な危険性を理解することができました。

　両親との強いつながりが第三者に向けて開かれることは重要で必要なことです。まずもって，カップルである父親と母親のそれぞれの立場や役割の違いを見い出し，次に，きょうだいの間での違いを見い出すという具合に，家族間のそれぞれの相違点を見い出していくのです。しかし，こういった家族間の関係だけでは十分ではありません。個人が自分自身を見つけるために必要不可欠なことは，他者，教師や同僚，そして社会へとつながりを開いていくことです。安全な関係のなかで周囲との信頼があれば，他者にも信頼を寄せることが容易となります。不安ばかりの関係にあれば，外界と出会うことへの不安は増すだけです。自分と自分の家族の中にひきこもってしまうと，必然的に別の形で示す必要性が生じて，思春期に特徴的な行為である，自分自身への攻撃や自分の能力を妨害してしまう行為が出現してきます。

　当科で摂食障害を診るようになって以来，アグマン医師とゴルジュ心理士は，治療チームを確立し，拒食症者とその家族に私たちの理解を伝える努力を重ね，成果をもたらしてきました。2人は私たち

の経験を当事者が理解し利用できるよう提供してきた専門家です。私は経験を当事者に伝える専門家としての2人の仕事に感謝するとともに，2人の協力とこの仕事に携わる治療チーム全員のプロフェッショナルな貢献に感謝しています。

　同様に私たちと労を共にしたすべてのご両親や患者さんにも感謝しています。特に，拒食症の困難なエピソードの後にも，長年にわたり便りを下さって，私たちにその道のりを教えてくれ，それを必要としている人に役立つよう協力してくれた方々に感謝します。

モンスリ共済研究所　思春期青年期精神科
パリⅥ大学教授　フィリップ　ジャメ

はじめに

　拒食症はその人自身やまわりの人たちが，その状態で「なんとかやっていける」ような慢性疾患ではけっしてありません。それは心身の健康状態を確実に重篤な状態におちいらせる行為です。しかし，そのからだやこころのアンバランスは，決定的に固定されたものではありません。むしろその逆で，可逆的なものなのです。この病的行為は，相矛盾するこころの揺れ動きが，不安定ながらもあるバランスを保っているなかで持続します。

　もし，拒食症者やまわりの人々がこの病気と「なんとかやっていく」ことに甘んじてしまうなら，この歪んだ状態で安定し固定し慢性化するリスクがほぼ決定的となってしまいます。そうなると，「この病気なしでなんとかやっていく」ことはできなくなってしまいます。

　拒食症者らは，食欲があり過ぎるために食べないという矛盾があり，その理由が理解できるなら，この矛盾の本質をとらえることができます。この罠から拒食症なしでやっていくための出口が見つかるかどうかは，拒食症者当人とその家族，そして看護・治療者らがどのように団結できるかによっておおかた決まります。

　依存と関係性の病理である拒食症は，親に対しても，これから拒食症「なし」でなんとかやっていけるのか，どのように少しずつ娘の自立を支えてゆくのか，相互の距離をどのように取っていくのか，

などの問題を投げかけます。

　拒食症者のか細くやせこけたシルエットは，不安を感じさせ，私たちを射すくめます。拒食症は，20世紀末の「文明病」と表現されるかもしれません。毎日のように，新聞や女性雑誌は，理想的でほっそりとした拒食症者の代表のごときトップモデルの姿を掲載しています。その上，そのスタイルになるための種々の食餌法のレシピを載せていますし，空腹をなくし，体重を減らし，丸みを削ぐために研究室で考案された驚異の新製品をその種の「専門家」らがほめそやしています。

　これから，現在もっとも多くみうける拒食症の少女の姿を描き出すつもりです。

　私たちのテーマは，とくに家族が拒食症になりかけている娘とともにどんな風に生きていくかの目安をつける手助けをすることにあります。

　また最終的には，この罠に捕らえられたとき，どのようにして拒食症の娘とともに生きていくのか，すなわち治すために誰と何ができるのか，どのように援助するのかについて，とりあげたいと思います。

第1章
拒食症の昨今

1．拒食症は今世紀の病気？

　拒食症や過食症，やせ願望は，医学，心理学，社会学，さらに自然科学の書物で取り上げられているだけでなく，新聞や報道といったマスメディアにも頻繁にみうけられます。実際いたるところで，「最新のダイエット」といった宣伝を看板や雑誌の広告で見かけますし，「やせるための最新体操」「痩身のための形成手術」まであります。理想とするスタイルを追求する若い女の子らが，悲惨な結末を迎えるのを知ることも珍しくありません。

　摂食障害 [訳注: 拒食と過食を含めた，食べることの問題を抱えた障害を意味する] の頻度が高くなっているのは，身体イメージを作りだす試みに夢中になることの反映だけではありません。この障害は，歴史上，病理的な独立した症候群として扱われるようになったかなり以前から知られ，記載されています。ただ，現在のような広がりを見せたのは，消費社会である西洋社会の生活スタイルと関連していると言えましょう。

　事実，摂食障害は恵まれた西欧諸国，北アメリカや日本でより多くみうけられます。現在でも貧しい国々や伝統的構造の強い社会では非常にまれです。つまり，拒食症はアフリカではほとんど見られませんが，アメリカ合衆国の高い文化社会背景の黒人家庭には見う

けられるのです。興味深いことに，貧困な人々の食べ物は高脂肪・高カロリーに偏り，豊かな国では低カロリー・低脂肪とされる食物を摂取しています。また，からだへのこだわりは養育の仕方が関係しますが，伝統的な養育の仕方では密着した身体接触をしていることがあるようです。

　古い記載をひもとくと，過食の問題が知られたのはガリアン（2世紀）以来であり，拒食症はアビセンヌ（11世紀）以来です。

　注目すべきは，1694年のリチャード・モートンの「神経性肺結核」の古典的臨床記載以来，生理学的・心理学的理解の試みや治療法は，その時代時代の科学的見解にそった説明的モデルの流行に左右されてきたことです。たとえば，19世紀に至ってヒステリーが流行したときには，シャルコーによって周囲の人との関係が重要視され，そのために治療としての隔離の役割が重視されました。そして次には，純粋な内分泌に基づく考え方が次々と現れ，やがて再び心理仮説が優勢になって，そこに関心が寄せられるようになりました。さらに，神経症や境界例の抑うつといった精神病理にまで広げられていきました。

　これら各々の見解は一応に影響力を残して，「拒食症者」のあるイメージを作りだしました。治療チームのなかにさまざまな拒食についてのイメージが共存し，精神力動的治療，あるいは行動療法といったさまざまな考え方や方向性からの医学的アプローチが生まれています。その結果，患者とその家族は，矛盾するのではなく補い合うべき治療アプローチの間を行きつ戻りつすることになります。

　また，拒食症が20世紀の病であるなら，私たちは拒食症が映し出すあらゆる矛盾や文明の危機の問題について考えねばなりません。「文明の危機」とは，見えること，数えられること，はかれること

が優先され，考えることや，見えないものを感じたりすることが後回しになることです。考えるよりも行動することは，とくに思春期の時期に見られる，危険ながらも魅惑的な試みであることは疑う余地がありません。

2. 「娘は食べないし,とてもやせている。それに,生理がなくなってしまったんです」

拒食症者の状態は典型的には『3 無』,すなわち「無食欲」「無体重」「無月経」として要約されます。

1) 無食欲:拒食症と摂食障害

拒食は積極的に食事の制限を試みる行為です。食事制限が摂食障害の発端であることはしばしばです。

拒食は,ふっくらしたからとか消化が悪いとか胃が痛いとか,あまり理由にならないような理由での食事の制限で始まります。

アルテミーズは2年前は背が高くすらっとし(1メートル74センチ.54キロ),父親がびっくりするぐらい食欲旺盛な少女でした。とても食べっぷりがよく(パーティーの席では,塩味のクレープ5枚,甘いクレープ5枚をたいらげるほど),成績はトップでしたし,マラソンは常に一番でした。

その頃,彼女は初めてつきあったボーイフレンドから振られました。彼は彼女の親友に乗り換えたのです。その親友は,典型的なアメリカ版メロドラマにあるように,自分が彼女から彼を奪っ

たことを言いふらし,それをアルテミーズが少し肥っているせいにしました。

　その時から,アルテミーズは「ほんのちょっと」のダイエットを開始しました。彼女の身長は1メートル74センチでしたが,37キロとなっても,なおかつ食べる量をどんどん減らし続けています。

　拒食症の人は,拒食が本当は空腹感との激しい戦いの状態であるのに,しばしば逆のことを言います。かなり重い状態になっても,本物の無食欲状態,すなわち食欲がなくなるのはかなり遅くになってからのことです。空腹感が持続していることを恥ずかしそうに告白するのは,障害の経過が進んだずっと後になってからなのです。

　この空腹感へのとらわれは,あるときには空腹感の追求と空腹感との戦いとが表裏をなすのですが,拒食症者の特徴なのです。空腹感と,食物に関するすべてに過剰な関心を寄せることとはお互い関係しています。彼女の頭の中には1日中'そのこと'だけしかないのです。夜,夢の中でも料理に熱中し,台所を占有し,調理のレシピを集めたり書き写したりします。彼女は自分は食べないくせに,家族に料理を作っては食べさせます。また彼女はよく食べ物を盗みます。

　食べ物を制限することはやがては複雑な駆け引きのひとつとなっていきます。それはどちらかと言えばおおい隠された独特の食行動によって表現されます。あるときには菜食主義とか植物主義とかという理由で,食物をまったく自分流に選り分けます。食事はだらだらと続き,終りがない程に食べ物をくしゃくしゃと噛み続け,食物を口の中にため込んではこそっりと吐き捨てます。その捨て方はほ

とんど巧妙な手品のようです。

　この行為のいくつかは重篤な結果を引き起こす可能性があります。

　— そのひとつは多飲症です。1日に10リットルもの水を飲むことさえあります。水を飲むことで空腹感に対抗し，ときには「飲めよ出せよ [訳注: 某ミネラルウォーターの宣伝文句] 」というコピーの文句に影響されたりします。取った水分は体重減少を覆い隠し，体内の水分の電解質バランスを崩す危険があります。

　— もうひとつは自己誘発性の嘔吐です。嘔吐はしばしば生じますが，多くの場合隠され，本人も両親も強く否認します。逆にある瞬間には，絶望的なＳＯＳのごとく見せびらかすように嘔吐します。その結果，からだの代謝はめちゃくちゃになってしまうのです。

　— 利尿剤，下剤，食欲抑制剤（抗空腹薬）といった薬の服用は，秘密裏に実行されていますが，危険です。こういった薬は食欲を制限したり，排泄を促進する作用があります。

　— 体操，ジョギング，エレベーターよりも階段を登るといった身体的過活動が，体重をコントロールし脂肪を減らすために過剰になされます。

　別のアルテミーズ（この名前は拒食症に運命づけられているのでしょうか？）は，2回目の入院をしています。彼女は自分の食行動の問題点と危険を理解したようです。彼女は普通に食べていると言いますが，体重は最初の入院の時に比べればましとはいえ，かろうじて危険とならない程度で維持されています。

　彼女は1日中動き回っていて，夜はほとんど眠らず，ベット上でこっそりと腹筋運動をしているのを，よく看護師に見つけられています。朝起きると，廊下を休むことなく足早に歩き回り，決

して座ることがありません。絵を書くのも立ったままで，筆や糊，はさみ，消しゴムなど，他の人が入り用な物をアトリエの端まで急いで取りにいこうと半分腰を浮かしています。座るようにとすすめると，椅子の端っこにほんのちょっと腰掛けて背筋を伸ばし，夢中になって足を揺り動かします。すべてのスポーツ活動に積極的に参加したがり，バスケットボールやバレーボール，マウンテンバイクでの遠出に参加できない理由を理解しようとしません。彼女は決してエレベーターを使用せず，すかさず階段を登り降りします。

彼女の脈はトレーニングした競輪選手よりもさらに遅くゆっくりですし，筋肉は固く皮膚から盛り上がっています。父親にしてみると，面会に来るたびに，寒いのに窓を開け放して彼女が裸で体操をしていることが理解できません。ロッカーの奥には小さいソフトダンベルが隠してあります。

アルテミーズが公園に散歩に行く許可をもらいに来るときの恰好は，凍った池には鴨が泳いでいるのに，半袖のTシャツ1枚です。彼女はセーターも手袋もコートも持っていないと言いますし，だいいちどうしてそれが必要か不思議そうにします。けれど，痛々しく冷たい青紫色の手を手当てしてほしがりはします。

どんなふうにしてこの状況を止めさせられるのでしょう。

彼女が冷静な時にはこう説明します。「どうしてもしちゃうんです。麻薬のようなものなのよ」。

食物との戦いと制限の行為は，滑稽さと悲惨さとの矛盾する極端な2つの側面によって特徴づけられます。その様子から拒食症の子を悩ます本当の敵の輪郭が明らかになります。すなわち，ものすご

い食欲，貪欲さなのです。彼女はこれらを底知れないものと感じ，ある時，過食の衝動が出現します。コントロールの失敗が，結果として過食に転じることになります。

　度を越した食物の量の消費が問題となります。過食は拒食とは両極の状態としても，この両者の間に関連があることは臨床的データで明らかです。拒食症の人の過半数は，その障害の経過中に過食の衝動と嘔吐を現します。その現れ方は，食事制限を常に行う以前のことであったり，食事制限と交替あるいは付随するものであったり，あるいは食事制限を放棄するときであったりします。

　　過食に転じるのは，判で押したような筋書きにそって展開します。

　— はじめは突然にいやおうなく抗しがたい状態で過食が始まります。気分が悪くなって吐くまで続けざるを得ません。

　— 食物を大量に狂ったように詰め込みます。しかもこっそりと食事時間以外に。

　— 食物は過食に備えて意識的に購入し，ストックされます。もしくは，反対に衝動的に冷蔵庫の中から持ち出したり，店から盗んだりします。

　— 過食は，しばしば起こる激しい孤独の感情や，見捨てられた感情によって生じます。

　— 食物は，腹が膨れるものや，時には胸焼けするものが選ばれます。

　— 自己誘発性嘔吐は，時が経つに連れ，自動的に出来るようになります。

　— 最後には無気力状態になりますが，この状態のときには激し

い腹痛と非常に強い恥の感情を伴います。

── この痛みは，ともかく食物制限をすることによってしか軽減できません。あるいは，ときどき過食を繰り返して「過食状態」を作ることで軽減します。いく人かの拒食症の人たちは，食べ物をほんの少し口にすることが，過食衝動の呼び水（あるいは過食と同じ）になると考えています。

2) 無体重：るいそう

　もとの体重から10％，25％さらには50％の体重減少が多かれ少なかれ急速に生じてきます。このやせの激しさは，それに比例した病気の重篤度のサインです。少女のすがたはすぐに目立つものとなります。からだはやせこけて骨が皮膚の下から張り出します。からだに貯蓄されていた脂肪はすべて消えて，シルエットからすべての女性らしさが消えてしまいます。胸も腰もお尻もペチャンコになります。びっくりするほど筋肉が落ちて，やせ細った四肢は「ドラムのスティック」のように見えます。それとは対照的に栄養不足によって生じる浮腫で，踝は膨らみます。

　少女は時にはそれを見せびらかしますが，ほとんどはぶかぶかの服の下にその恐ろしい身体を隠しています。それによって顔つきは，ますます死体のように見えます。頬はこけて顔の骨が際立って出っ張り，しばしば顎の唾液腺が腫れ上がります（嘔吐と関連して生じます）。目にはくまができ，眼窩は落ちくぼみ，鼻はほっそりとし，寒さのために青みがかります。髪は乾燥してぱさぱさとなり，ときどきひとつかみすると抜け落ちてしまうのです。爪には細い筋が入り，もろくなります。顔は蒼白く，四肢は赤紫色に変わりチア

ノーゼを呈し，血圧は低く，脈は緩徐となります。これらは血液循環の悪さの重篤度を物語っています。

　しかし，肥る恐怖は依然として強く存在し，少女たちを身長やボディサイズの測定，体重測定に始終駆り立てます。彼女らは相変わらず自分を肥っていると思い込み，やせへのあくなき希求に執着し続けます。ときどきその希求はからだや顔つきの一箇所，頬や太股やお腹やお尻といった箇所に集約されます。

　強制収容所を思い出させるようなぞっとする容姿もさることながら，もっとも驚くことは，やせていることを否認する強さです。その否認の強さは，はじめのうちは，家族にもそのやせが目に入らなくさせる程度ですが，ときとして看護スタッフにさえも，そんなにやせていないと思わせるほど強力です。周囲からの称賛の雰囲気によって支えられた満足感や意気揚々とした様子は，からだのイメージの知覚が強く歪んでいることをよく表しています。しかしまた，それは，現実のある一部分を全体として見てしまう歪みや，生きるために必要な欲求についての知覚の歪みをもよく表しています。極限のとき以外は，どんなときにも少女たちは死の危険を意識しません。彼女らの全能感は，自分を不死であると思わせるのです。

3）　無月経

　生理の周期が止まることは，拒食による最初の内分泌・新陳代謝が変調を起こしていることの臨床徴候です。

　月経の再開，すなわち代謝バランスのコンディションが戻るのには長い期間が必要ですが，それは治癒の判断基準のひとつになります。

この生物学的不均衡は重要で、種々の症候をもたらし、とくに重篤なる結果を来たします。内分泌の領域では、ホルモン分泌の機能の停止によって、生殖能力や成長、骨と歯の形成の予後に影響を与えます。虫歯の増加や多毛症（異所性発毛）、産毛の密生（からだの一部の産毛）、そして特に骨のレントゲン像で確認される骨粗鬆症（骨組織の脆弱化）がホルモン分泌の停止を示唆するものにあたります。

4）主たる精神症状の欠如

診断に必要な3つの「無」にもうひとつ4つ目の「無」を加えないとなりません。それは主たる精神症状が'無い'ことです。

一般的に、拒食の範疇（はんちゅう）ではなくとも、いくつかの精神疾患で食事を取らないことが見うけられます。被毒妄想や、重いうつ病で自殺を目的としたときには食べることを拒否することがあります。

しかし、摂食障害の拒食は、矛盾する欲求とうまく折り合いをつけることが難しいというこころの状態があり、そのために精神的葛藤が生じてきます。それは拒食に関連した他の苦痛な症状をもたらします。

少女と周囲の人たちとの関係のあり方の特徴は、思春期における未解決の基本的な課題を解いていこうとする試みとして表現されます。たとえば、愛情のきずなを断ち切らずに、どうやって家族と距離をとるかといったことです。彼女の他者への依存感情、とくに両親への依存感情は、しがみつきが強いために身動きできないと感じられているのです。

自らのやせを否定するのと同様に、何も必要ないわ（食物も同様），

誰もいらないわ（特に看護する人）と言っては，すべての人とのつながりを拒否しようとも試みます。

彼女らがみずからの健康を脅かしたり，死に瀕することは，自分のからだを人質に取っているようなものです。テロリストのように，からだという人質を取ることで，ひどく絶対的な権威をもって両親を脅すのです。しかし彼女ら自身が彼女らの真なる人質なのであり，犠牲者であると同時に拷問者でもあります。よって状況はサドマゾ的な筋書きを彷彿とさせます。

挑発的な態度は，周囲にとっても彼女自身にとっても拘束的状況を生みます。

拒食のときには，女性らしいふるまいや女性としての願望といった女性性の兆しは消滅したかのようになります。拒食が，はじめての恋愛や性愛のドキドキする感覚にひき続いて始まることは稀ではありません。

アデライドは，16歳のとき，はじめて両親から離れて，青少年対象のグループスキー旅行にでかけることにしました。出発してまもなく，列車の中で彼女は男の子と目と目が合って，ドキッとしました。何日かして，はじめてのパーティが企画されました。少し飲んで踊ったのですが，そのとき，エリックが彼女をくどき部屋に連れ込んで，だんだん迫ってきました。アデライドはとても困惑しましたが，少しだけ受け入れました。2人は互いに触れ合い抱き合ったのです。彼は少しでも先に進みたいと願い，いさみすぎたために，アデライドは拒否し腹を立てました。そのため彼は離れていき，旅行期間の最後まで彼女には2度と話しかけませんでした。

その後アデライドの生理は予定日に来ませんでした。「最後までいって」ないから，普通では考えられないけれど，もしかしたら妊娠したのかしら。ひょっとしたら，夢遊病のようになっていて彼を受け入れたんじゃないかしら。こうして彼女の無月経は始まりました。

　何週間か後，アデライドは再びエリックに連絡を取りました。彼女らはパリでデートをすることにしました。アデライドは高鳴る気持ちで彼を待ったのですが，結局彼は来ませんでした。

マスターベーションの行為も含めて性への関心はすべて消え去ってしまいますが，反対に自分を見せたり，見せびらかしたらどう見られるかといった，一種の誘惑の行動は自分で抑制可能な範囲で生き残ります。結局，見たり見られたりすることやそのイメージが，中心的なことになります。こういった症状の要因が，どのくらいメディアの影響を受けているのか知る由もありませんが，トップモデルのとてもやせている様や，やせる方法といった拒食に関することが氾濫している現況を，ここにあらためて書く必要がないことだけは確かでしょう。

● **女性性については？**
　各々のケースの特徴からみると，思春期の女性らしいからだつきを消す行為は，純然たる女性性の拒否と言えます。男性の視線や興味をひきつけたくない思いと考えられます。

　少女らは，とても注目に値しますし，実際注目されます。それで再び，からだは完全か無かといった極端なやり方で取り扱われるのです。やせを強調する服装や，逆に何枚ものセーターや何枚ものス

カーフ，何枚ものオーバーコートを重ねて，大きな目と驚くほど青白い顔を包み隠すと同時に，逆にやせを目立たせるといったことで表わされます。

　短くぴったりとしたセーターをまとった骸骨のようなキャロルは，彼女に向けられる視線によって，迫害されていると感じています。そして，同時に人から忘れられるのではないか，帰宅した時に家族のなかに自分の居場所がもうないのではないか，という絶えざる恐れがあると言います。

　しばしば，拒食症の人は化粧をしすぎます。
　ルイーズは，やせはじめて数年後に，体重がどうにか回復し，社会活動に出はじめ，恋愛も新たにしはじめました。ただ，彼女は化粧やイヤリングなしではいられず，恋人と２人きりで過ごす時間でも，彼に化粧をしない彼女の顔を見せることはとんでもないことだと感じていました。「私にとって，化粧をしないことは慎みのないことなの。裸を見られているようなものだわ」

　このようなからだや女性性を見せる，もしくは隠すといった問題に関して，拒食の少女たちが，しばしば踊りに熱中することがあげられます。そしてまたダンサーの多くに，摂食の問題ややせが頻発することも気づかれています。しかし，また同様に，多くの女性モデルの異様なやせの元はどこにあるのかを，はっきりさせることはとても難しいのです。職業にその原因を見い出そうとすることは，あまりに単純に思われます。彼女らが女性性に魅了されるのは，おそらくは個人のなかにある両性的態度への強い興味のゆえなのでは

ないでしょうか。

　これらの少女たちは，絶え間なく食べ物のことを考え，夢にまで見るにもかかわらず，食べ物を自分に禁ずるといった強い矛盾をともなって，表面上は肉体，ならびに女性性をはねつけます。

● 彼女たちはとても知的なのに！

　典型的には，彼女らは知的に秀でています。たしかに，とてもすばらしい生徒であることがしばしばです。しかし，彼女らのその細やかさや完璧さ，好奇心を満たそうとする貪欲な性格，その上さらに，彼女らの何でも確実に知ろうとする欲求は，彼女らのつくりだす真の独創能力よりも注目をひくものです。実のところ，勉強の「過食状態」だといえます（勉強の「拒食」の子がいるように）。知性化によって，彼女は情緒を固く締め出すのです。情緒を締め出さなければ，勉強の能率は下がり，成績が下がるためにその必要性が生じるのです。そしてそれは，通常の場合とは異なり，周囲の人が彼女の成績が下がって，かえってよかったと感じるほどのものなのです。

● 抑うつについては？

　不安と抑うつは，拒食行動によって隠されていますが，障害の経過に稀ならず出現します。こころの奥に潜んでいる過小評価し自己卑下する感覚や，優秀な少女らのなかにいつもある「自分がカラッポ」と感ずる強い感情は，うつ病の症状を呈していなかったとしても，病的な抑うつに類似するものです。しばしば満足感として記載される過活動や不眠，精神的興奮は，おそらくは抑うつの防衛と思われます。過食のエピソード後や，拒食という制御を諦めるときに

引き続いて起こる無力感が抑うつをひきおこすのです。自殺企図が経過上出現することは通常ありませんが，遁走や盗みや麻薬の常習（とくに過食行動においては重要です）は，いろいろな行動化と同様に一般に言われるより多いものです。

　不安障害や社会恐怖（1人で外出する不安や集団を怖がること），あるいは思考や行為にまで広がる強迫障害（反芻、熱中，儀式）は，拒食症の半数以上に認められます。これらの症状は，拒食と同じ範疇の「試行」として理解されるべきもので，依存の問題によってもたらされる，こころの葛藤が作りあげた行き詰まりから抜け出す手段なのです。

3．男子の拒食症の場合は？

　男子における摂食障害の発症，特に拒食は，とても稀で，またやっかいでもあります。実際，女子10に対し男子1の割り合いです。
　この頻度の違いからは当たり前のことしか言えません。すなわち，男性と女性はすべての点で類似しておらず，からだおよびこころの発達は同一でも対照的でもないということです。構造上（染色体，解剖的，生理的）の相違は成長とともにひろがっていき，さらに個人個人の性同一性の確立を通して複雑になります。それはしばしば異なった個性や社会的役割の発達をもたらします。
　発達上の困難さは，通常は男子と女子で異なります。思春期における困難は，女子においては自身のからだに攻撃的な衝動がはねかえる（自殺企図や拒食）のに対して，男子の場合は周囲に向かう攻撃が出てきやすいといえます（暴力，非行，中毒）。
　男子がその苦悩を拒食症でもって表出するときは，こういった男女の違いさえ消えています。拒食症の男子例は，臨床的予測にしろ，その進行の予測にしろ，治療計画にしろ，ほとんど女子例と類似していると多くの場合言われています。拒食という行動それ自体は男子・女子の違いもなくしてしまいます。
　もちろん違いもあります。食物の制限という同じ行動でも，男子

の場合，過食が出現することがとくに強調されます（アルコール依存は稀ではありません）。

るいそうと肥ることへの不安は似ていますが，男子の場合の恐怖は，からだが'柔らかく'なることに対するものです。お尻が大きくなる醜悪さ，腿が太くなる醜悪さ，とくにお腹が大きくなる醜悪さは，女子と同様に恐怖となります（両者にとって妊娠した母親の身体イメージはひどく恐ろしい表象のひとつです）。

そして，無月経に相当するものは，完全に勃起しなくなることや，性欲のすべての表出を消すことであると思われます。

しかし，男子におけるこころの奥深くにある困難が，このような摂食行動に出現することも経験します。そのこころの困難とは，通常は同一性の問題の起源に触れる困難であり，性同一性に関する痛ましい懸念に行き着きます。いく人かの拒食の男子らは，こころの底から男性であるとの確信がもてず，他の拒食の男子らは同性愛の強い衝動と戦うことに苦悩しています。

この意味で，私たちが知っておくべき重要なことは，判で押した行動以上に多様な個々人の状況があるということです。すなわち表面は同じ拒食症であっても，男子の場合と女子の場合，さらに，そのなかでも個々の場合で違いがありえます。

オクターブは3世代が同居するとても複雑な家庭に生まれました。自分は1人で生まれてきたという考え方が，彼にとって唯一納得できることのようでした。というのは，彼は生まれたときから，母の手から父の手へ，祖母あるいは叔母へと次々に手渡され，誰がどのような役割か区別できない状況の下にいたのです。彼はいまでも，理不尽な気まぐれに応じて自分はこっちからあっちへ

と手渡される，抱っこちゃん人形のような非現実的感覚をもち続けています。いっぱいプレゼントを受け取ってはいましたが，彼が本当に欲しいものは何ひとつもらった思い出はありません。彼はしばしば１人だったと述懐します。何にもない空っぽの感覚で，犬，否ほとんど物のように，どこかへ連れていってくれる人を受け身的に待っていました。ですから彼はとてもおりこうさんでした。家族の皆にとって，彼は手がかからなかったのです。２歳か３歳のとき，彼は抜毛していましたが，誰も気づきませんでした。16歳のころに，彼はアルコールや麻薬，あるいはしばしばとんでもない過食をして，何か陶酔するものを探し求め始めましたが，そのことにも誰も気づきませんでした。彼が18歳のとき，ちょうどバカロレア［訳注: センター試験にほぼ相当する大学受験資格試験］の時期に食べることを一切中止し，20キロ以上やせて初めて，家族は彼のＳＯＳに気づいたのです。オクターブは骸骨のようなからだつきになっても，腹が丸くなり柔らかくなる恐怖を感じていました。彼は，筋肉たくましいからだつきではなく，女の子のような貧弱な身体つきを理想としていました。かといって，彼はそのような少女になりたいと思っていたわけではなく，そのような少女のからだをほしくもありませんでした。彼はどっちかを望んでいたのではなくて，どっちにもなりたいし，どっちにもなりたくない，あるいはどうなりたいのかもわからない状態だったのです。

4. 将来はどうなるのだろうか？

　このような状況にある少女を見て，心配をするのは当然のことですが，将来において何をいちばん心配しなければならないでしょうか。

1) その経過の重要点

　拒食の経過での重要な点は，摂食行動異常による身体問題とともに人間関係の困難さや感情表出の困難さにあります。

2) 治癒については？

　もっとも表面的な障害である，無食欲・無体重（るいそう）・無月経の3徴候だけを見るのなら，60％から80％のケースが治癒するといえるでしょう。各人各様の経過となりますが，大部分は数年かかり，4年より短いことはありません。治療開始後15年すると，よい経過をたどることができます（発症から数えるともっと長い期間になりますが）。しかし，情緒や人間関係といった心理的側面も考慮すると，半数以上のケースが不安，抑うつ，恋することや性的

に近い関係の人との問題, といった障害をもち続けます。それはしばしば仕事がよくできることとは対照をなすものです。

3) ぶり返しは？

この長い経過は, 一直線に進行することは稀です。後退や停滞しても, 身体疾患のように再発と考えるべきでありません。経過上のこれらの時期は, それを繰り返しながら'こころの問題の振り返り'を行い, 障害を解消する方向性を見つけるために, しばしば必要なものなのです。

4) 重症度は？

その経過上あるいは長期の経過の中での身体疾患の併発はなおざりにはできません。代謝障害とくに低カリウム血症（血中カリウム値の低下は心臓機能の障害をもたらすことがあります）, 免疫障害（外からの攻撃を防御するメカニズムの低下）とそれに伴う感染症などで, これらは死に至るひとつの要因となります。
　とくに過食期には, 自殺の危険性を無視するわけにはいきません。
　症例の7％は死亡することがあり, それは思春期の精神障害では大きな数字です。
　長期の経過をみると, 内分泌後遺症は不妊の危険をもたらし, 発達や骨の構成に問題を起こし（不可逆であるために歯科的疾患は重大です）, これらは予後を左右する重大な要素となります。

第2章
拒食症になっていく娘とともに生き，治療するようにしむけること

1. 家　族

　家族は，拒食という状況に向き合うとき，自問し自分たちを責め，原因や責任を探そうとします。

　意識的には家族は，少女がよくなるために他者の意見を求めてはいます。しかし，両親は，葛藤や別離の心配や変化することへの懸念から，治療的解決を望まない，あるいはそれは不可能であるとの思いに留まってしまうことが少なくありません。

1）「もしこれがからだだけの病気であったならいいのになぁ」

　両親の多くは，娘の話をよく聞き，彼女の状態を理解したいとの思いをもっており，拒食することを，娘があれこれと合理化するのに従います。

　「胃が小さくなって，ほんの少ししか入らないのよ……」

　「飲み込みにくいし……，吐き気がするの」さらに彼女たちは腹痛やお腹の調子の悪さを不満たらしく言いたてます。

　やせてきた原因について，身体疾患を除外するための検査はもちろん欠くべからざるものですが，大切なのは両親が示された診断を十分信用することです。はっきりとした両親の同意なしには，治療

を開始したり，続けていくことは多くの場合不可能です。少女自身が，手助けを必要としている状況を理解できるのは，極度のやせの状態に至ってからなのですから。

身体的重篤さや情緒的問題はまったくないと彼女が言うと，ときに両親はそうであってほしい気持ちがあるために，彼女に同調します。つまり，その問題の起源をからだに探し求めて，娘にしても両親にしても精神科医のところに行くことをためらいます。

2） 幼少期

思い出の中で，少女の幼少期は問題のない子どもだったと両親にはみえます。常によい子で，優秀な生徒です。教えられたことは何でもそのときにちゃんと習得していました。彼女は家でも学校でも申し分のない子でした。

母親は，突然成長を止めた青白い娘のことを私たちにこんな風に言います。

「この子は私にとって夢のようないい子だったんです」。「彼女は快活で生き生きしてたわ。家族のひとすじの光のようでしたわ」

もちろん，彼女とその周囲の人との間では葛藤がないか，あっても少しでした。

「この感受性が豊かで，気の利いた，知的な，常に自分に期待されていることをちゃんとする子と衝突するわけがないでしょう？」

「娘は普通の時期に歩けるようになったし，普通より早めにオムツも取れたんです。常によい子だったし，親がそうして欲しいと思うときには，いつでもひとりでいられたんですよ」

この理想的な子どもの背後に，分離に対して激しく敏感で，程度

の差こそあれあらゆることに対して，感受性の強い少女を見い出すことができます。

3） 分離に敏感であるとはどういうことだろうか？

　しばしば彼女は家族から離れようとしません。目に見える深刻な出来事はありませんが，彼女は家庭に留まり家庭で満足します。彼女はウィンター・スクールやサマー・スクールには行きたがりません。友達，というよりむしろ一番の友人ひとりだけが，家に遊びに来ることを，行くことより望みます。

　普通，この感受性は，幼少期にはとくに問題とはなりません。

　しかし，分離とは単に人や家族から離れることだけを意味するのではありません。すなわち分離によって，彼女と重要なつながりのある他の人との違いを見い出すことになります。また分離により，反対意見や反抗，葛藤を作り出しますし，他の物や人が好きになり，他のことに熱中するようになります。

　彼女は，この分離や違いがあることに対する恐れのために，しばしば自分とそっくりの大親友を独占し，常に一緒にいたいとの思いを抱きます。しかも，この感受性は，完璧主義やちゃんとできるかという懸念，葛藤の恐れと同様に，近親者によっても共有されていくのです。

　両親の一方がかつて似たような感じを経験したのを思い出すことは稀ではありませんし，拒食症の病名がつかないにしても，やせのエピソードがあることもあります。そのうえ，ときには食事にこだわることが見え隠れすることもあります。

　それゆえ，彼女やその周囲の人にとって，思春期とそれに近づく

時期は，うららかに澄み渡った空に生じた霹靂(へきれき)を意味します。

「私の娘は元気だったのよ。娘が海外に1カ月ほど留学したいって言ってて……。手紙ではうまくいっているって……。でも，私が空港まで迎えに行ったとき，私は娘を見分けられなかったの」

「たしかに娘はやせてますよ。少し前から家族に対してときどきいらついてはいたけど，でも，そのうちまたとてもいい子に戻って，勉強もいままで以上にちゃんとしているし，家の手伝いや料理もしているわ」

「娘は一度も病気にかかっていないし，上着をあんまり着ないで外出するけど，『大丈夫，心配する必要などない』って言っていますよ。でも，食事は取らないし，やせていってます」

この言葉やこの疑問，この普通には考えられないさまざまな局面に接する家族の心配が増大していく有り様は，「助けなんかなくても，世話なんかなくても，休まなくても，ご飯なんかなくても，贈り物なんかなくても，自由なんかなくても大丈夫」という少女の言葉と際立って対照的です。そしてどんどんやせ，青白く削げ落ちていく彼女のからだは，周囲の視線を避けることができません。

時間をかけてショーウィンドウのお菓子をじっと見つめ続ける大きくなった目には，やせるにしたがって，だんだん荒々しくなる食べたい欲求が映し出されています。

彼女は食べ物を禁じるだけでなく，思春期の時期にみられる欲求あるいは楽しみとなることすべてを断ちます。彼女はからだを粗末にし，また友情関係や外出といった，彼女がそのときまで大切に思っていたすべてのことがらに関心を払わなくなります。

第二次性徴が近づくと，新しいことが起こり，第二次性徴に伴う欲求の多くが突然に生じます。そして，彼女は危険に近づくやいなやそれらに急ブレーキをかけます。もはや欲求も葛藤も食欲もなくなるのです。

　彼女にとって母親は自分に興味や関心を示し，心配をしてくれるであろう人です。そのため，母親に対して彼女は退行していきます。また時には母親の機能と居場所をとって代わろうとします。彼女が食べたいけど自分に禁じている，よいものを母親に食べさせることまでするのです。

　母親への彼女の関心がしつこいため，母親は面倒臭くなりますが「だめとは言えないわ，こんなに元気がないのだから」と，娘を不安にさせる危険を犯せません。

　家族は娘の不合理な行為に理由をつけようとしたり，原因を無理やり理解しようとします。

　原因とまではいかなくても，これまでの期間にも，分離の恐怖があったことや恐怖をかき立てられた出来事をみつけることができます。

- 祖父母や近親者を失った喪失の体験
- 親友と離れてしまった体験
- 兄が家族から出ていった体験

「肯定的」な出来事であっても，

- 海外旅行
- 家族以外の人と過ごす初めてのバカンス
- 初恋

　それは多分，彼女が家族とのつながりの終りや子ども時代の終りを体験する瞬間であり，すなわち家族とともに「理想」を追い求め

た時期の終りに当たるのでしょう。

　問題のスキー合宿の汽車の出発前のアデライドのことに話を戻してみましょう。
　その数カ月前，アデライドの２つ違いの兄アレキサンドルが初恋をしました。それまでは，妹が唯一打ち明け話のできる相手でした。彼らは互いになんでも話し，妹にとって，兄は憧れでした。彼女はどこにでも兄について回りました。しかしとても美しい少女が現れ，アレキサンドルのこころは妹から離れはじめたのです。アデライドは嫉妬することなく，それどころか，この少女のようになりたいとさえ切に思いました。
　アレキサンドルは理想的でなくなりつつありました。それまではすばらしかった学校の成績がどんどん落ちて，普通くらいになっていきました。両親，特に父親は息子に対して，まず立ち直らせるために，そして次には学校を替えさせるために，最後には寄宿制の学校に入れさせるためにとても努力しました。アデライドはその間放っておかれたように感じました。兄は以前と比較して成績上いくつかの科目で「挫折」し，地方の学校にしか入学できませんでした。彼は父親と同じエンジニアの勉強をし，あちこち動き回っている父親のように，彼もほとんど家にいなくなりました。エリックから誘惑され，捨てられる以前に，アデライドはすでに兄と少し離れる体験をしていたのです。その上，兄の学業不振によって，両親の目は彼女から離れていました。アデライドはひとりぼっちと感じていました。孤独感を抑えようとの試みから，彼女は山で気分転換をしようとスキー旅行を選んだのです。しかし，彼女は孤独の繰り返ししか見い出せなかったのです。拒食は，こ

れらが凝縮した答えだったのです。

　彼女の母親も孤独を感じていました。娘が入院する日，同じ日に3つの荷造りの準備をしなければならないことにため息をついていました。ひとつは娘のために。ひとつは地方に引っ越す息子のために。ひとつはまたもや出張する夫のために。

　娘の状態がさらに悪くなることを恐れる，緊張と重苦しい空気の中で，両親も娘自身も口には出さずにいる不安が家族の結びつきを強くしていきます。友人や親戚といった，第三者との接触は，だんだん少なくなりますし，しばしば彼女自身が拒否します。そして医学的介入との接触までも少なくなります。

　両親が彼女を外来受診させようとするのを，彼女は葛藤を回避したいために，断固として妨げようとします。もうちょっとしたらよくなると言ったり，食物を制限していることを偽ったり，そして時にはやせていくことを隠したり，安心させるようなよい学業成績を上げることで，妨げようとするのです。

4） 治療についての意見の相違

　「私は先生方がおっしゃるとおりにしたいんですよ。でも主人がぜんぜん聴く耳を持ちません！」

　両親が離れている場合もそうでない場合も，互いに意見が合わない時にはどうなるのでしょうか？　治療を受けることが必要であると決めるとき，あるいは治療を続けていくときに，両親が離れて暮らしている，いない，にかかわらず，複雑な状況だからこそ，両親2人ともが同じ意見をもっていることが一番大切なのは確かです。

入院を指示されるほとんどの例で，当人が入院を受け入れられなかったり，治療を続けられなかったりする場合，両親の片方もしくは両方ともが入院に反対だったり，両親双方の治療についての意見が合わないケースをよく見受けます。

　この家族の危機において，これまでも見え隠れしてきてはいた形式的な夫婦の絡み合った葛藤や不調和が，拒食症の少女によって，明らかにされることは稀ではありません。拒食症という病気が，ときに両親を離れさせたり，離れていたのを近づかせたりすることもあります。自分自身の将来を扱い兼ねているとすでに感じている思春期の子にとって，この病気だけがすべての理由ではないにしても，自分の病気によって，両親が再び近づいたり別れたりすることは，情緒的に重すぎます。

2. 学　校

学校では成績がいい，というより成績が良すぎます。

1）　過剰な頑張り

　学校での過剰な頑張り過ぎに，しばしば家族だけでなく，教師もが彼女を励ますようになってしまいます。これだけは彼女がうまくやっていること，それは勉強なのです。「こんなにすばらしい成績をいままでに取ったことがない」彼女は，勉強が行き過ぎであることをしばしば忘れます。それは，勉強で成功することが楽しみなのではなく，強制的に勉強しなければならないという過剰な義務感のためです。夜は遅くまで朝は早くから，土・日もずっと勉強します。

2）「学期末」

　彼女は治療を受けるのを'うまく'延ばすことを人に納得させます。学期末試験の後で，進級会議の後で，試験の後で，「治療に行くわ」「休憩するわ」と言います。
　彼女がさまざまな学校の区切りの前に示す不安は，とても並外れ

たものです。その不安は周囲の大人にとっても感じ取れるものであり，この不安がもっと大きくなる恐れのために，慎重な行為や避けられないはずの治療を，少女が先延ばしするのを受け入れてしまいます。

　彼女は，こころやからだの基本的欲求が満たされることに，ものすごいエネルギーで戦います。そのために，彼女がひっかかった罠に周囲の人もひっかかるのです。あたかも破壊的な渦の真ん中に彼女は引きずりこまれ，苦悩を露にして周囲の人にしがみつくので，周囲の人は身動きできなくなり，理に適ったように装った言葉の背後にある本質を読み取れなくなります。「勉強しなくっちゃ」「給食を食べたわよ」「ひとりでやれるわ」「明日は食べるわ」

3.「誰しもが心配だらけ。手助けするにはどうすればいいのですか？」

　距離をとりましょう。不安の渦の中に入らぬようにしましょう。と言っても，思春期の危機が微妙な時期の家庭内に生じるのですから，それはとても難しいことです。

　子どもが大きくなって，家から出ていくのが近づきつつあるときには，祖父母が年老いたり，病気になったり，ときに死亡する時期でもあり，両親は孤独感を強く抱くものです。また，両親にとってこの時期は，仕事や婚姻についての何らかの結末が見えてくる時期でもあります。

　　再び前の話しに戻りましょう。
　ずっとずっと以前に，アデライドの母親にも16歳のころがありました。高校1年生でした。そのとき彼女は現在の夫とクラスで出会いました。初恋だったのでしょう。学業成績は低下し，葛藤が両親との間で生じました。バカロレアの直後，妊娠し，彼女は結婚しました。彼女は建築家になる夢を諦めました。彼女は子どもたちのために，そして夫の出世を支えるために，自己犠牲を払うことを選んだのです。1人の女性が家庭の母親になり，かつ職業上の夢を叶えることを同時にできるのでしょうか？　アデラ

イドはこの問題を越えたと言っています。「私は子どもは作らないわ」アデライドが16歳になったとき，彼女の母親は2人の子らが離れていくのを見，ひとり取り残されて，夫の出張の支度をする以外にすることがなかったのでした。

　拒食とそれによって織りなされる恐怖感の紐は，ときにこういった状況への回答ですし，家族全員がひっかかってしまう恐ろしい罠です。

　距離を取ることは，言うは易し，行うは難く思えます。なんとなく暗い雲がのしかかる未来を前にして，垣間見える見知らぬ大人の世界では，思春期の子が自由に振る舞う安全を，誰が保障できるのでしょうか？　未来は未知の世界であり，そこに彼女自身がみずからを位置づけできるのでしょうか？　さまざまな情緒を抱え，また新たに多くのエネルギーを注いで，何事も選択しなければならず，自分自身をも選択しないといけません。彼女は少しで満足することはないし，自分に完璧を要求するためにいっそう不安になります。

　学校では，この完璧癖のために自分の勉強にも，その成績にも決して満足しません。家では，羨ましいたった1つの席は，母になる席，もしくは母の代わりの席です。彼女は実際に母親の席を占拠します。たとえば台所に立つとか母親の洋服を着るといったことです。しかし，自分のなかでそれは評価されず，泥棒のような罪悪感を伴うのです。

　アデライドは店で食料品や化粧品，洋服を盗んだりしましたが，それを使ったり楽しんだりせずに，ただ保管し蓄えています。

　彼女が自分に禁止を課せば課すほど，欲求は荒々しくなり，こころの奥のあらゆるものを食べ尽くすという激しい幻影（少しは形が見えてはいるのですが）と戦わねばならないでしょう。「1度食べ

始めたら止まらなくなるんです」。

彼女がときおり実行する過食は，自らが禁じた分に相当したものです。彼女は'憑かれた'ように，なんでもかんでもすべてを貪り始めます。冷蔵庫を空にし，盗人のように家族が取っておいたものを隠れて食べます。欲求の満足は罪悪感に取って代わり，悪い食べ物は，何もいいことをもたらさず，またからだに保持すべきものでもなく，それは，恥と自己嫌悪しかもたらさないと感じます。

● どう手を差し伸べられるか？

彼女がすべての領域にわたって，満足することを自分に禁じていることに対して，'思いやり'をもって手を差し伸べないといけないでしょう。医療機関にかかっていると，体重の契約をしますから，実は望んでいる'食べること'を余儀なくさせられます。

家族は，彼女が熱中しているのとは異なることや，不足している箇所に手を差し伸べることができます。行き過ぎの勉強をやめさせる，休養をとらせる，友人に会うことを受け入れさせる，家庭の外で休暇を過ごさせる，ときには同世代の人と興味のわく活動をさせるといったことです。

しかし，ことは簡単にはいきません。少女は初めのころは拒否し，何も望んでいないし，何も必要ないと主張するものです。そして，友人といても楽しくないし，友達が自分を遠ざける，勉強しないといけない，もし試験勉強をしなければ落第しちゃう，などと主張するのです。こういったことは彼女がそう信じきって言っていることであり，それは彼女の不安の表現なのです。

きょうだいや両親がともにそれぞれの境界をはっきりさせることでも，手を差し伸べられます。彼女がみずからに禁じている行為の

裏側には，貪欲という感覚が強くあるので，彼女は，自分のものか否か，自分が何が出来るか出来ないかが，わからなくなっているのです。

　限界を設定するやり方で，彼女を手助けする方法もあります。青白いままでいちゃいけない，やせたままではいけない，しかも家族に対してすざまじい暴君であってはいけない，ということです。誰もが知っているように暴君というのは，幸せではないのです。それは絶えず力や領地や命を脅かされるからです。

　時間の感覚を取り戻させることで手助けする方法もあります。すなわち，拒食症は時の流れを止めるという絶望的な試みに似ていますし，時間を逆行する試みとも言えるからです。ですから，腫れ物に触るようにして，彼女がよくなるまではと，両親が'普通の生活'を凍結し身をすくませてしまうことは，生きることや未来に進むことは危険だという彼女の考えを，確かなものにしてしまうのと同じです。

　未来を前にした彼女の恐怖に，彼女が人生のモデルとしてきた人さえも怯えてしまうと，その人の目に映った恐怖の色を見て，彼女の恐怖は増幅されますし，恐怖が真なるものとなってしまいます。

　両親は，彼女に「人生を楽しみなさい，幸福になりなさい，それが私たちの喜びでもある」と言うだけでなく，両親自身がとても穏やかに，もっと自由に生きるのを，彼女に見せるべきです。それはもちろん，しばしば困難なことではあるでしょう。なぜなら，自分が楽しむことをすべて禁じている骸骨のわが子を前にして，'食欲を保って'おくことがとても難しいことは明らかだからです。そうなると，ときとして彼女の代わりに食べさせられ，重苦しい絶えがたい状況を彼女といっしょに生活させられる，といった承認できな

いことを受け入れてしまうことになります。なぜなら，彼女は他のことは何も欲しくないと言っているからです。

　家族にとって，この状況と距離を置くことやいつものように楽しんで生活すること，あるいは友人といつものように会うことやバカンスをいつものように取ることは，難しすぎるときがあります。その状態に陥った場合は，第三者が絶対に必要です。彼女のために外からの助けを受け入れるべきです。もし彼女が拒否したとしても，彼女にとっても両親にとってもその難しい状況が我慢できないと感ずるならば，絶対に彼女に承知させるべきです。

4. 診察は，誰に？　どうやって？

　診察に行き着くまでの苦労は周囲の人，とくに両親にとって大変なものです。少女の身体上に起こっている，隠しようのない出来事は否認され，逆説的ですが，診察に行くことは難しくなってしまいます。どんどんやせていって心配になればなるほど，ますます診察に行くのが難しくなっていくことは稀ではありません。というのは，まさに少女がやせればやせるほど，治療や手助けの必要性を，彼女は少なくとも言葉では否認しますし，診察にいくことを暴力的に大袈裟なやり方で阻止しようとするからです。

　ですから，両親の役割や責任は，この診察を強制的にでも承知させることと思われます。親は曲げない態度で接することで，葛藤が生じてしまう恐れや喧嘩になる可能性が高く，「髪をひっぱってでも連れて行くことまでは，できないのではないか」と感じて迷うものです。

　ほとんどの症例で，確信的な曲げない態度を守ることだけで，親が少女を診察に連れて行くことが十分にできます。

　彼女が言葉で承知するのを待つことにはかなり無理があります。重要なのは，この状況のなかで，彼女の言葉以外の表現，すなわち彼女のからだつきや顔色の蒼白さ，彼女自身は認知できずよくわか

らないままに示している過剰な依存といった表現を認識することです。

　忘れてならないのは，診察に行くまでに，あまりに長い時間待ちすぎないことです。

　待ち過ぎるとはいったいどこまでが'過ぎる'のでしょう？

　ひとつには，身体的に，重篤なるいそう，明らかな疲労，めまいなどがあげられます。拒食症は，意識的には自殺する病気ではありませんが，死ぬこともある重篤な病気です。

　もうひとつは，そんなに，るいそうがひどくなくても，状態が膠着し，慢性化する場合は長く待ち過ぎないことです。多くの行為障害がそうであるように，ある状態が定着するときには，たとえいばらであっても慣れた道をつい選んでしまって，その表現形式から抜け出すことは情緒的にとても難しいからです。

● 誰に診てもらったらいいのだろうか？

　もちろん，思春期前後，ときにそれ以前の年齢では，小児科医がおそらく診察することになるでしょう。その小児科医が少女をずっと子どものころから知っていて，両親がこれまでしばしば診察を受けさせてきたなら，彼女と両親と小児科医との間で信頼関係を作れるでしょう。

　ホームドクターは，継時的に診ているために，少女やその家族について知っており，治療を引き受けたり，あるいは治療方針を立てるために多大な援助ができます。

　臨床栄養医 [訳注: 栄養指導を専門とした医師] は，食事の計画と体重管理をするその役割を直接的に提供できます。欲求を満足するだけの食事ではなく，治療としての食餌に変えた食餌処方箋を決

めます。この食餌処方箋によって，不安とこころの葛藤の重荷の一部が軽くなります。

　婦人科医あるいは内分泌科医は，拒食症の最早期に出現するホルモン異常や，月経停止との関連で最初に診察にあたる医者になることがあります。

　消化器科医。少女はしばしば消化不良，さまざまな胃痛を訴えます。たしかに痛みがあるのですが，彼女は，その痛みのために食べられないとのことを正当化します。

　精神科医が診るのは，からだや行動上の問題に心理的情緒的苦痛があるからです。

　それぞれの臨床医は，まず診断を確定し他の器質的疾患を除外するという使命があります。

　すべての場合で，家族や友人を加えずに診察することは，重要なことのように思われます。というのは，家族や友人が入れば表面的には最初はいいように見えますが，後で複雑なものになるからです。友人や家族が，指示したり意見することは出来なくはないのですが，診察する第三者は，この状況の罠にかかるリスクを少なくするために，少女やその家族に対して十分に中立的・職業的であるべきです。

　もちろん，医者や心理士や拒食症の治療者であっても，自分自身の娘が拒食症のときには，苦痛が生じ問題が多くなります。この状況では，患者にはできても，自分の子に何もできないという罪悪感や避けられない苦悩に陥りやすいものです。この錯綜の連続のなかで，彼らは同僚に援助してもらうことを難しく感じます。

　上にあげたような臨床家は，体重と食物を監視する家族の重荷を軽くし，検査の必要性，スポーツとか活動や旅行の適否の決定を下します。そして，時宜を得て患者に個人精神療法を提案します。

第3章

拒食症者とともに生き，治療に参加する

拒食症がすでに発症していたり，彼女と暮らしている人には明らかに拒食症とわかるときに，この疾患にどんな治療が提案されるか？　加えて，治療計画の中で家族はどんな役割になるか？　についてお話しします。

1. どんな治療があるのか？

1） 定期的な外来通院

　入院以外の治療として，定期的な外来での治療が提案されます。初めての診察から始まって，通院治療は多かれ少なかれ複雑な治療のネットワークを少しずつ作っていきます。その治療においては，特殊な役割を担うであろう複数の治療者が関与します。

　ここに，いくつかのポイントを強調しましょう。

　これらの診療は障害の経過のできるだけ早くに導入されなければなりません。というのは，状況が固まらないうち，変化できるうちに介入するためには時間は重要な要因の1つであるからです。

　入院に頼る前に，通院がなされるべきで，入院だけが唯一の治療と考えるべきではありません。異なった複数の治療者が登場する順は，それぞれのケースとそれぞれが住んでいる地域の持つ医療機関の特徴を考慮に入れることです。よって，ひとつのモデルがあるわけではなく，摂食障害治療に決まったマニュアルがあるわけでもありません。

　この障害では，からだが特定の表出場所となるので，多くは，からだを診る医者が初めにコンタクトをもつことになります。

一般内科医や小児科医といった家庭医は，もし継続的に診ているなら，予防・検査・治療・経過観察・指導，それに長い経過の治療計画を続けるための重要な役割を担うことになるでしょう。

　次に異なった専門科の医者が診察することになります。それは産婦人科医，内分泌科医，臨床栄養医といった専門家です。これらの専門的治療は，それぞれのケースやその様相によって異なりますが，こころや家族の要因を含んだものとして統合されるべきでしょう。からだだけを診たり，薬だけを処方するやり方は，たとえ有用であっても補足的なものでしかないか，併発する疾患の治療にしかなりません。

　必要不可欠なのは，こころの問題に接近していくことなのです。

　精神科医は，適応の問題に応えたり，経過を説明したりする場合，からだの側面にも注意しながら，さまざまな個人の要因や家族内の葛藤を考慮します。

　いくつかのタイプの精神療法があります。

　それは大きく分けると，2つに区別できます。

　—　そのひとつの精神分析的精神療法は，無意識的葛藤の存在をたどってこころのあり方を理解していくやり方です。

　—　もうひとつの認知行動療法的精神療法は，条件づけと学習を通して，行為と行動様式を徐々に変化させるやり方です。

　個人精神療法は，家族とは別に行います。この接近では，摂食障害によって示された葛藤に含まれる家族の役割がおおよそ分かることが仮定されます。またこの場合，からだの側面，家族の側面についての治療は別の治療者がしないといけません。この二焦点治療は，首尾一貫した治療計画を確立する主たる条件となります。このやり

方による治療では，まわりからの干渉を防ぐ「精神療法」という特別な限定した領域を作ることができます。家族やまわりの人たちは個人精神療法には参加できません。そして，各々の役割や各々の負担，とくに支払いは患者自身がするのか，両親がするのか，第三者か，保険から出るのかなどを，細心の注意を払ってはっきりさせることが必要となります。

　精神分析的精神療法は，通常のやり方（カウチに横になるやり方）よりは，対面法がしばしばすすめられます。治療者は，それぞれのケースで，面接回数と1セッションの時間，料金の支払い方法を取り決めます。

　個人の精神分析的心理劇は，精神療法の中でも特殊です。患者は，劇を演ずることで，彼ら自身の表現を通して，彼らのこころの葛藤について取り組む治療者グループとの出会いを経験します。この技法は，とくに思春期の患者の治療に適しています。

　精神分析的な見地からなされるリラクゼーション療法は，枠組みの調整が必要ですが，ある種の状況下ではとくに実りが多くみられます。身体感覚を意識することは，治療の特殊な媒介として有用です。

　認知行動療法は，無意識的な象徴をあまり扱わず，より直接的な症状と食行動を重視する治療です。

集団精神療法も検討されます。
　― 現在の精神分析に組み込まれている集団療法：集団でのディスカッション，集団心理劇（数人の患者が1つのグループに参加）があります。
　― 他方では，行動療法的集団療法：拒食あるいは一番多いのは

過食といった，行動に的をしぼります。

　最後に，家族精神療法があります。この治療は，ある状況下ではとても有効な方法で，家族の相互作用を検討したり取り扱ったりします。患者の摂食をめぐる問題は，家族病理の症状として考えられます。家族全員がこの精神療法に参加できます。システム家族療法（コミュニケーション学説に由来）と分析的な家族療法ではやり方が異なります。

　それぞれ異なっている状況に対して，さまざまな治療プログラムを適用する必要性を理解してもらわねばなりません。
　常に気をつけなければならないことは，このプログラムの全体の一貫性と持続性です。患者，家族と治療者とで治療契約をもとに目標を定めることは，必ずや有効です。とても能力のある人であっても，複雑な状況を治療者1人で解決することは幻想です。契約とチームでの治療は，治療戦略の主たるものとなります。

2）入　院

　入院の位置づけをよく理解するには，以下のことを明確にすることが重要です。
　──　入院は拒食症の唯一の治療方法ではありません。
　──　入院に魔術的な効果は期待できませんし，また「以前」のような（病気がなかったかのような昔）をやり直しさせる完全で早道の方法ではありません。
　──　入院は脅しでもなければ懲罰でもありません。

● どんな時に入院を考慮するか

　緊急入院は例外的なものでしかありません。治療計画においては，入院にすべてが帰されるものでも，入院自体が目的そのものになるわけでもありません。入院は，ときに必要ではあるものの，考えられるひとつの形として考慮されるべきです。

　繰り返しになりますが，すべてのケースで，治療は可能な限り外来で開始されるべきです。主たる外来治療計画の目標が明確に決められ，予測されない入院があった場合でも，その後，この目標は持続されます。外来通院の契約をする際に，入院をしなければならない最低の体重を決めると罠にはまる可能性があります。この提案は結果として状態を固定させたり，あるいは逆行させたりする危険があります。はっきりとした体重を示さずに，いくらかの体重を増やすことを求めるほうが好ましいのです。

　契約したそのときから，患者，両親と治療者側のそれぞれが契約に責任を取ることになります。状況が変化し，確実に入院の必要性があるとされれば，もはや躊躇や交渉をするべきではありません。

　生命の危険を生ずる重篤度の基準のいくつかがあり，その場合は，緊急の入院を必要とします。

　── 急速で急激に生じた重篤なるいそう。

　── 患者が認める身体的疲弊，客観的に無気力で衰弱している状態。

　── 意識障害やもうろう状態。

　── 重篤な低血圧。同様に心拍数の重大な低下（徐脈）。

　── 拒食状態にあって，高地での滞在あるいは極端な天候の変化，激しい運動，感染症（とくに熱発と下痢を伴う）の罹患といったいくつかの状況下で，急激な失調を来した場合。

これらの異なった方面からの臨床的基準に，生化学的検査あるいは心電図の結果が補足され評価されて，集中治療や蘇生ユニットへの緊急入院を結論づけられます。

● 彼女が入院を拒否したらどうするか？

この状況は実際には一番多いことですが，家族が一貫性と毅然とした態度をとることで，彼女の気持ちは揺るがされるものです。言葉や行為のなかでは，粗暴な表現をして拒否しますが，彼女のなかには限界設定が欲しいという思いがあることを理解すべきです。残念ながら，生命の危険が及んだ時点にしかそれは見つけられません。このような行為に応えるのには，常に言葉だけでは十分ではないのです。時に行動も加わる必要があります。腕でしっかりと子どもを捕まえて，迷わずに，少し無理にでも病院に連れて行くことが必要です。

その子が成人か未成年かという問題もあります。このことは個人の自由の権利に関するもので，医療における法律上の妥当性の問題です。ただ，年齢にかかわらず，拒食の行為が患者を縛っているという，途方もない隷属的な状況に応じて，ケースバイケースでみないといけません。

未成年の場合，治療スタッフの援助を受けながら，両親が子どもの生命を守る責任を果たすのは当然のことです。極端な場合，両親が生命の危険の事実を十分に納得できなかったり，了解できなかったりするときには，未成年者が危険にさらされるすべての場合と同様，治療スタッフが少年裁判官に入院を提案したり承知させることができます。この少年裁判官は仮入院の命令を出して患者を病院に預けることができます。［訳注：フランスでは未成年者の受療に関

して，必要性があれば少年裁判官の判断によって，両親の意向と反しても入院させることが法的に可能です］

患者が成人のときも，同様に強制的な入院手続きが検討されます（第三者の要求による入院もしくは職権による強制的な入院）。

ただし，これらの手続きはまったく例外的なものでなければなりません。それは，差し迫った生命の問題がある最も重大な状況において，そして，家族にその力がない場合にかぎって，この状況にピリオドを打ち，拘束を行う唯一の方法なのであり，そのときにしか正当化されないものです。

● 入院できる場所はどんなところか

それぞれの状況，家族の選択や治療スタッフの方向性との関連で，選択肢として，公的あるいは私的な入院機関がさまざまに考慮できます。治療計画がひとつきりではないのと同様，画一的な答えはありませんし，入院のみが唯一の方法ではありません。一番大切なことは，提案された枠組みの一貫性，その枠のなかでの入院目的の適合性（それぞれのケースによって枠組みの違いや限界があります），そして，それぞれの役割を見いだすことです。以下に示すさまざまな入院形態の相違は，状況の変化に従って，時に繰り返されたり相補的に適用されます。

―― 一般科，それは小児科や思春期科や内科，胃腸科，栄養代謝科であったりしますが，それらは特定のケースを受け入れ，身体医学的視点からの治療可能性を提供します。その時にも心理的視点や家族因の視点を考慮することはとても大事なことです。

また，救命蘇生科を考慮すべきときがあります。その入院の適応は，おもに生命の危機を一時的に回避したり，生命維持の確保のた

めの監視の必要性があるときです。
　── 精神科では，さまざまな見方，つまり，こころの要因のもつれ，からだの問題，家族要因といったことを考慮に入れて入院を提案します。一般病院の精神科，あるいは単科の児童精神科や思春期精神科，もしくは成人のための精神科で入院を引き受けます。いくつかの機関では，摂食障害治療専門のプログラムを作っています。
　どういった場所を選ぶかは，それぞれの状況に応じて決められますが，それぞれのアプローチは相補的なものとなります。そして，治療全体が一貫性，継続性を保持することが大切です。中断や矛盾した方向にいくことは避けねばなりません。どんな方向転換も，継続性や筋道に矛盾がないこと，そして異なった他のチーム成員の同意を尊重した上でのみ検討されるべきです。

● **精神科入院をどのように勧めるか**
　「入院したら，何がなされるのでしょう？」
　いろんな方法の効果を知った上で，それぞれのチームがその特徴を生かして患者に合った治療アプローチをします。そのアプローチは，それぞれの理論的背景に沿った一貫したものであり，1つのチームが入院の可能性のすべての方向性を完全に権威的に行うことはできません。画一的なモデルをここに記述するものではないことを強調するのは，ここでの記載は，精神力動的な見方をする思春期のための精神科病棟における私たちの経験にすぎないからです。

　「体重契約とはどういうことでしょうか？」
　入院計画は，大抵，多かれ少なかれ定式化された契約にもとづいています。入院目的を明らかにし，患者，家族，治療スタッフが責

任を持つことを契約します。前景に拒食の行動が目立つとき，体重契約が一番大切となります。

　そのとき，入院は，次の定められた2つの期間を順に経る体験のひとつとして考えられています。
　　— 分離の期間。
　　— 再接触を試みる期間。

　そして，分離終了時と退院時の2つの体重がおおよその目安となります。この体験の長さを決める時間的な目安はありません。

「分離って何でしょう？」
　分離とは，患者が慣れ親しんだ環境から離されている期間です。この期間には，郵便物・電話・外出・面会を断ちます，したがって，以前の環境との直接的な接触はまったくありません。家族はこの期間中，治療チームから娘の消息を知ることになります。以前の環境を意味するすべてのもの，学校に関する事物，本，家庭の物品は絶対に入院場面には持ち込めないようにします。
　ただこれは隔離とは違います。慣れ親しんだ環境との関係は，一時的に棚上げされますが，患者は新しい環境，治療チームや患者グループとの関係ができるだけ取れるように働きかけられます。患者が両親と会わないということが，すなわち隔離されていることにはなりません。

「どうして分離するのでしょうか？」
　分離の体験を持つことは，家族にとっても患者にとっても，以下のことを可能にする唯一の方法になります。

―― 干渉もなく，混乱もない，その人自身の精神的空間の枠を再建します。
　―― 各人が「いままで依存していた対象が現実にいなくても生きる」ことができ，その対象が実際に消えていかないことを確認します。
　―― いろんな職種からなるひとつのチームが参加して，第三者が，硬直した二者関係状況に介入することができます。その時，家族と看護スタッフとの間に対抗する気持ちが生じますが，いろいろな人が関与するため耐えられるものになります。
　入院機関，病棟，病室，治療チームを構成する人たちは，家庭や両親よりも'優れて'はいません。しかし，チームの人々は必要なサポートを受け持ちます。それによって，個人のこころの空間を構成し，そこから出発して，患者の内と外との間，彼らと他者との間の，当然あるべきゆとりが復活するようになります。
　根本的に異なった環境のなかで，こういったゆとりの可能性を発見することによって，大抵の場合，家族とは異なる，より自由な関係を再発見できるようになります。

「分離期間に何が起こるのでしょうか？　内科医は診てくれますか？」
　栄養不良の影響を緩和するために，幼児に接するような母親的看護と，からだの均衡の回復をさせる集中治療はしばしば必要です。評価は，細心の身体的検査の結果によってなされます。そして，必要不可欠な看護スタッフによるケア（検脈，血圧測定，マッサージ，褥創の治療）は，からだに直接触れるかかわりではありますが，専門的なやり方ですから，患者は耐えられます。

「いつまで臥床していなければいけませんか？」

入院期間中の事柄についての期間や物事の限度については，特別の注意を払ってなされないといけません。

— 病室での安静時間が提案され，守らされます。

— 多飲や嘔吐，過活動といった体重をコントロールするいくつかの方法は，重篤な結果を招くので，断固としてこれらをやめさせます。

できるだけ早く，治療スタッフや他の患者と会って，意見交換をする時間が提案されます。たとえば，グループミーティング，作業療法（デッサンや粘土細工など）といった活動に参加します。

「どのようにして食べさせるのですか？」

食事を取ることへの援助は必要です。それは次のように計画され，慣れさせていきます。

— ある程度の距離をおいて，看護スタッフとともに，あるいは看護スタッフの目の届くところで，皆といっしょに食事を取る場にまず加わるようにします。

— 食堂であれ，病室であれ，お盆の上の給食をちゃんと取ることを提案します。

— なお，例外的に鼻注栄養の実施をします。

「いつ体重を計るのですか？」

ふつうは1週に1回体重測定をします。そのことで，契約体重に近づいているか，重篤な状態ではないかといった経過を見ていきます。

「精神療法は受けられますか？」

通常の面接は少なくとも週に2回行われます。そこでは，それぞれ，入院経過の状況を見，摂食の問題に隠されている心理的な困難を明らかにしていきます。これらの面接は，構造化された精神療法ではありませんが，もし患者が必要と判断するなら，構造化された精神療法を受ける，あるいは再開するための準備としての好機となります。

「薬は服用させられますか？」

治療薬を服用することは，極度の不安，抑うつを鎮静するために，あるいはゆっくりと休息を取るためには，ときに役に立つでしょう。

「両親に対しては何をするのでしょうか？」

入院の経過中，両親は定期的に子どもの様子を看護スタッフに電話で尋ねるようにしてもらいます。治療スタッフと両親とのコンタクトは，日用品やリネンの交換の必要度に従って増えていくことになります。

両親がスタッフとの面談で，経過中の様子を聞き，また両親自身が障害に至ったあらゆる仮説を考えることで，現在の状況を理解できますし，次の段階の治療計画を治療者と練ることができます。両親はこの機会にしばしば，自分たちの問題についての援助を頼むこともあり得ます。

両親のためのグループセッションは，入院期間中とくに有用となります。

「うまくいかなかったら？」

　分離の限界の問題があります。患者または両親が分離に対して，ひどい苦悩を現し，分離を根本的に受け入れられないことが露呈されることが稀にあります。この状態は通常は生じませんが，もし起こった場合は，事態をしっかりと検討しなければなりません。

　別の事態としては，長い分離の体験の末に，状況がぬかるみにはまったように硬直してしまうことがあります。

　治療チームのスタッフは，分離についての調整を提案し，分離が受け入れられなかったり，あるいは無効だと判断したときには，目的に沿って，それぞれの状況に応じた形で，患者と両親との接触を再び行います。またとりわけ，その場合は通常は有効である手段が，苦悩または袋小路に変化したことを熟考するように提案します。

「再接触する時はどうなるのでしょう？」

　最初の目標体重が達成されたら，家族や患者を取り巻いていた物や人との接触が少しずつ再開されます。

　まずは手紙，電話，面会で，しだいしだいに取り戻され，次いで，病院外の数時間ずつの外出，そして1〜2泊の外泊をします。

　それから両親と患者がいっしょに面接に参加して，分離の期間にあったそれぞれの体験が比較され，再接触してからの彼らの関係の経過を見，そして，障害として表された関係の困難は何であったかを解明するために，面接作業がなされ，そして最後に退院後の治療計画が構築されていきます。

　治療チームがすべきことは，入院中から退院後までの変化につきあうことであり，退院後も治療から逃げださないように配慮することです。そして，分離作業での状況変化を十分にじっくりとみてい

くことです。

　この時点になるとさまざまなやり方で，学校に戻ったり，外で勉強したりすることが再開されますし，文化活動やスポーツ活動も同時に再開されます。

　外来治療や療養後の計画に必要ないろんな人との接触が作られていきます。

「そして退院は？」

　退院時の体重：2番目の契約体重に達したときには，患者は退院を希望することが可能となります。

　しかし，彼女は入院継続を希望することもできます。もし，退院するためのよい諸条件が揃いそうになかったら，同じ理由で治療スタッフが入院期間の延長を提案できますが，強制はできません。

● 　入院についての質問と心配

「うちの娘は精神病じゃないわ。精神科の患者と一緒に入院生活をすると何か影響が出てきませんか？」
もしくはもうひとつ，それに相応するものがあります。
「他の拒食症の患者がいることで，うちの娘がもっとひどくなりませんか？」

　実際，入院によって，精神的苦悩を共通してもっている同年齢の少年少女のグループに，患者を直面させることになります。グループの避けられない影響を念頭に置くことは，入院治療にとって必要不可欠なことのひとつです。

　同じタイプの恐怖に呼応したいろいろな行動を通して，また，さ

まざまな葛藤を表現している同じ行動を通して，自分と関係あることが目に入るものです。同じであることや異なっていることを通して自分を見るこの作業は，それぞれの個人の境界を認めるのに役に立ちます。前述の '伝染' する危惧は，それぞれの精神空間の境界が壊れやすいことに結びついた不安を表したものです。

同じにしろ異なっているにしろ，他の人と向かい合うことは，自他を区別をする始まりとなりますし，自分がこれまで否認してきた問題を実感できるようになります。

「入院の反復は再燃と同義語なのでしょうか？」

時折，入院の繰り返しが必要となります。私たちの経験では，この入院の反復があるからといって，予後が左右されることはありません。私たちが考慮しなければならないのは，それぞれの入院生活は新たな段階として考えないといけないことです。前の経験を踏まえ，毎回新たな入院の目的を決める必要があります。再入院は，失敗とか後退といった再燃と考えるよりも，ときに治療経過のひとつとして必要なことと考えます。

● 入院後の分離

「もしかしたら一緒にもう生活できないんじゃないかしら？」

いくつかのケースでは，入院前，入院中，退院後における患者の家族状況を検討した結果，家族との関係性の距離を修正することが，治療を継続していくのに本質的に必要なことだと示唆されることがあります。

そのときには，精神医療と教育の枠を統合して，寄宿舎，下宿，里親的下宿，静養所など，さまざまな提案が検討されます。

2. 家族はどうやって治療に参加できるか

1） 誰が参加すべきか

　治療計画の基本的考えは,「関与する人それぞれが皆, 自分の居場所を見い出すこと, あるいは再び見つけること」に要約されます。
　しかし,「どうしたらいいのか」という疑問が他の家族員に起こらないはずはありません。きょうだい, 祖父母は自問自答するでしょう。「どのように手助けするんだろうか。どんな態度をとったらいいのだろうか」と。簡単なことではないのですが, もっとも役に立つ手助けは, 疑いもなく, できるだけ自然な関係のなかに留まるということです。とても重要なことは, それぞれがその役割やその位置に留まることなのです。そして,「だって彼女は病気なのだから特別扱いをする方がよい」という定説をもって, 間違った束縛された態度や反応に陥らないことです。この状態においては, 彼女は, 自分が何をほしがっていて, 自分にとって何がよいのか答えられません。近親者が自然な態度で彼女に向き合い話すほど, 彼女に対して「傷つけることはよくない」と過度に恐れずに本気で自然な反応で喋るほど, 彼女が信頼の手掛かりを家族に見つけるでしょうし, またそうすれば家族は, 彼女が自分自身を取り戻すのを手伝うこと

になるでしょう。

　子どもの周囲では，まずは両親（母親と父親）が一番です。治療計画において，家族の他のメンバーである祖父母やきょうだい，伯（叔）父，伯（叔）母，法令に立ち会う仮親，友人といった人々の介入は，両親の関与と，両親の意向がはっきりとしていない限り，適切とはなりません。善意であったとしても，あるいは誰の目にも明らかな心配であったとしても，それらが'親の代わり'や'親の意向に逆らった'ものであるなら，ネガティブな結果となる可能性を知るべきです。

　離れたほうがいい段階のときに，祖父母や伯（叔）父，伯（叔）母あるいは友人が，自分の家に住まないかと提案することがよくあります。残念ながら，そういったことは大抵は新たな袋小路に入り込むことにしかなりません。彼らは情緒的に巻き込まれてしまうため，不安を軽くするような十分な中立的介入がひどく困難なものになるのです。

　家族や周囲の人の１人が，医療従事者であったなら，その人の役割は，中立的な第三者を介入しやすいようにすることです。そしてその治療者に任せることです。

　家族にとって拒食症の経過は，もちろん誰も無関心でいられるものではありません。ですから，家族の誰かが自分自身のために，治療を受けることは有効でしょう。拒食症の患者がよくなっていくとき，他の家族に治療を必要とする状況が生じることは，治療経過上まれではありません。しかし，大切なことは拒食症の患者に関する治療計画は，おもに両親によって支えられ，両親とともに行われるということです。また，家族への治療的接近を行う場合，治療には，両親ときょうだいがいっしょに参加するようにすることが多いもの

です。

2） 外来通院中

ときとして家族は，複雑で痛々しい道のりを経て，外来診療にやっとたどり着きます。両親は，一方で娘の暴言や敵意，あるいはもっと大きな悲劇が迫るかもしれないとの不安と戦わねばなりませんでしたが，さらにもう一方では，皆の不安が増せば増すだけ，友人や親戚の矛盾し高圧的な意見や助言を聞かねばなりませんでした。

― 「あなたは娘を甘やかしすぎよ」
― 「娘をちやほやしすぎなんだよ。もし彼女が本当に食べないことが問題だと感じていたら，皆と同じように食べるはずだよ」
― 「気にしなさんな。自然によくなるよ」

こういった助言を聞き入れることは難しいものです。なぜならそれらは，内的罪悪感や怒り，疲れ，疑い，葛藤を避けたい思いなどといった，両親自身の問題にぶつかるからです。

心配と疑いは激しくなっていくか，両親夫婦における葛藤や不一致を明らかにします。少女の確信に基づいた説得は，しばしば周囲の何人かに彼女のやせと疲労の否認を共有させるという'成功'を得ます。

いく人かの両親は，娘のやせの極期の写真を見て，何度か病院に連れて行こうとしながら，彼女の口実で最後には行かないことを受け入れたことに改めて驚くものです。

「精神科医は何にも言わないし，大事な質問をしないものだ。彼女は壁に向かっているようなもんじゃないか。だから数週間，数カ

月にもわたってそのままにして病院に行かないことを認めたんですよ」

　家族はときどき，悲嘆に暮れているときに，医師の指導が十分じゃない，もしくは十分に相談に乗ってくれなかったという感情を抱いています。医師の役割は重要であるとしても，娘の治療を強制的にでも行う必要性を決定することにおいて，両親の代わりになることは当然できないのです。治療を受けることは彼女の重荷を軽くしますが，同時に不安を再びよみがえらせます。いくつかの症例では，ここに来てはじめてその長い経過や重篤さが明らかになります。治療を受けさせて初めて，両親は，どこまで引き下がり，どこまで精神療法の空間に委ねるか，そして自分たちが制限の保証人として残り，この治療を了承する役をするかどうか，といった両親のとる役割の難しさが明らかになります。

　治療上，家族関係と家族の役割が重要であると分かってきているので，医者や治療チームは家族も治療に加わることを提案します。

　── ひとつは治療者の入った両親のグループ治療で，そこでは両親と治療チームとの間での意見交換が得られます。

　── あるいは家族療法が提案されます。たいがいは2人の治療者と，きょうだいも含めた家族全員参加の形式で行います。この形は受け入れられにくいことがときにあります。

　「姉の拒食症にひどく悩まされてきているから，弟だって言いたいことはあるんですよ。でも，来て弟が話すことで，姉が根にもつだろうという思いがあって行きたがりません」

　「面接ではこれまで娘に話していなかった問題，たとえばお父さんの仕事の問題が話題になる。でもそれをすることは必要なんでしょうかね!?　何も話さないほうがいいんじゃないですか？」

● **ここで再び親の疑問: どのようにして手を差し伸べられるんだろう？**

　憂慮すべき現況を前にして，治療を受けるようになったいまでも，現在そして未来だけでなく過去までも，こんなにも暗く不安な状態から抜け出す手伝いをすることが大事です。

　家族面接や両親のグループ治療は，彼女自身だけでなく家族にとってもこれまでの「生活史」をあらためて振り返るのに役に立ちます。それは，未来への道を見つけ出す助けにもなります。

　コントロール，情緒の自制，欲望，節制，時間の停止といった拒食行動以外の彼女の内側のすべてを助けます。いままでと違ったもので表現することを援助するのです。すなわち，その恐怖に満ちた不安，矛盾，欲望を言葉で表現するようにします。

　治療計画上，家族は影響力のあるひとつの要素であり，重要です。しかし，家族自体が単独の原因でも責任ある要素でもありません。治療において，子ども時代の非常に理想化した'夢'を再発見し，以前に再び戻るのを助けることはしません。思春期を通過し，その後も真に彼女自身であることを助けること，もちろん，過去との連続性においてですが，しかし同時に今までとは違った未来の姿への援助をします。そこでは皆と同じように困難に出遭いますが，出遭ったとしても'行為'とは違うやり方で表現するように援助するのです。

　時間を要することですが，彼女自身を再発見し，彼女が自分の能力に自信を取り戻すこと，解決したり，困難なことに立ち向かったりする体験をもつこと，他者からの期待や要求に向かい合うこと，等を手助けします。そして，自分の力を消そうとしたり，自分のか

らだの女性らしさの兆候を消したりしたのとは違ったやり方に到達していくのを手伝います。

　外来通院中には，周囲の人にはわかりにくいのですが，たとえば以下のような状況に手助けできます。両親が，彼女を信頼し，やせてて青白くてもにこにことして「私が妹の世話はするわ。お父さんもお母さんも外出して大丈夫よ」と言うのを信じる気持ちと，外出から戻ったときに，赤ちゃんのように両親のベッドにうずくまり，眠らずに大きな目でじろりと恨めしそうに見つめる娘を見つけたときの気持ちとの間で，どの程度で折り合いをつけるかといった状況に手助けできます。

　手を差し伸べるということは，知的には発達していても大きな子どものままである娘を受け入れることです。テレビの前のパパやママに，子どものころは要求できなかった甘えのために，身体をすり寄せるといった退行を示しても，びっくりせずに拒否しないことです。また同時に彼女の居場所に戻るように，ゆっくりいられる彼女の場所，ベッドといった身体的・情緒的な空間と，自由を獲得するように仕向けます。誰もが知っていることですが，その自由は，母親やきょうだいなどの他の人を犠牲にするものではありません。

　家族にしてほしいことは，難しく時間のかかることですが，攻撃的で葛藤的で緊張に満ちたものだとしても，家族はその娘と対決したり接したりすることを恐れすぎないことです。なぜなら，足掛かりや支持や限界を示すことや援助が，彼女にはこの上なく必要だからです。同時に家族は，ある意味で引き下がって距離を取り，医療チームに任せないといけません。なぜなら，娘との過度な不安によるしがみつきは，悪化の元となるからです。

　両親が心配すればするほど，娘は安心できなくなりますし，娘は

親の意見や立場や精神力を確かめるためにさらに質問攻めにし，無意識的に挑発してくるのです。

　この傾向は，少女の年齢が上がるとさらに増していきます。もちろん，背景の違いはありますが。では'彼女が成人'だったら親はどうすればいいのでしょう？
　成人の娘の場合，摂食障害はしばしば重症となります。彼女のこころが停滞した時点から，数年が経過して後に障害が生じるので，問題はすでに古く，家族にとってその分介入が困難になります。加えて，情緒的依存は幼い少女のそれとは若干しか違わないからです。

　まず考えつく1つの答えは，部分的なものですが，法律によって与えられます。すなわち，「各人は危険な状態のすべての人に対して*援助すべきである*」のです。この意味はそれ以上でも以下でもありません。誰に対しても適応されますが，両親の存在は，子どもとの関係においては，たとえ成人していようとも最も効力があります。
　法的な側面を軽視するわけではないのですが，彼女が18歳 [訳注：フランスでは法的には18歳以上を成人とする] であり，もちろん彼女が知的で自由を主張し，自立していても，同時に彼女が情緒的にも身体的にも親にとても依存しているといったことがよくみられます。それは「スキンシップもキスもできない」ようにとても遠かったり，逆に「彼女はいつも私から50センチのところにいる」といったように極端に近いといったことに表れます。
　彼女は壊れやすいので，この上なく依存的ですし，一方でこの上なく自由を求めます。しばしば見られるように，特に思春期においては，その自立を厳密に得ることを声高に叫びます。

ですから，もし彼女に当座は問題がなかったり，改善の方向に向かっていたり，あるいはのびのびしていて満足げならば，両親の役割は，彼女の人生をもちろん自分で決めさせることです。同様に拒食症かどうかにかかわらず，すべての思春期の子と同じで，彼女が自由をはき違えてマイナスとなるなら，両親の役割は，この自由に反対することです。

このときも両親のグループ治療はとても役に立つようです。家族間の出会いと意見交換をすることで，時期の違いや個人の特徴はあっても，自らの家庭と似たような状況，質問，懸念や苦悩に出くわすので，掛け替えのないものになります。時に類似の，あるいは反対に異なった場面に出遭い，比較できる経験を通して，お互い役立つものになります。

特に苦悩に満ちた時期には，しばしば家族は，このような困難に自分たちだけが出遭っているのだと思うものです。そして，両親のグループ治療があると，医療チームと家族の間の協力と意見交換がやりやすくなります。そこでは，両親が感じる意見の相違や疑い，失望感を話せることがとても大事になります。つまり，話すことによって，行動に移すことを回避できます。たとえば，ぶつかりあうのを避けて接触するのをやめたり，失望や怒りの表出を避けるといったことをしないで済むのです。

3） 入院中

● 家族に何ができるか？

外来通院しているのにもかかわらず，一向によくならず体重が回復しないという少女の身体的状況いかんでは，普通，強制的に入院

が決定されます。

　入院のその時期には，両親にとって，荷が軽くなることでかえって辛いものとなることもありますが，生きるか死ぬかの状態ですから必要なことです。

　大部分の入院施設において，家族も含めた日常周囲からの分離という治療手段が，ある一定の期間なされます。その期間は固定されず，経過しだいであり体重いかんとなります。

　両親は，娘のためにこれ以上は何もできないという気持ちを感じる危機に遭います。分離させられることは，罪悪感を抱かねばならないことの証拠のように感じるものです。この分離のやり方においては，学校や家族，友人は，一見毒物のように見なされますが，かつてのあれこれこころを砕いてきたマイナスの慣習から少女が卒業するのを助けるために，これらから引き離されるのです。

　「何もしません」と下駄をあずけるのは，両親にとって安堵感と苦痛が混在することになります。安堵感を感じるほど苦痛もより強くなります。

　娘のためにできることはすべて，無理なことですら，したいのにもかかわらず，少なくとも外見上は何もしないことは，最も困難なことでしょう。

　数週前から数カ月，しばしばもっと前から，不安や恐怖に満ちた苦悩，苦悶，あらゆる試みをし，そしてついに彼女を病院に'捨てた'のです。しばしば，彼女は，ひとりで治りたいのにさせてくれないとか，私をちっとも信用していないと，痛ましげに非難していたものでした。

　たしかにどんな見方やこころのあり方，変化からしても入院は大変なことです。傍にいる自分の娘は，食物の'捕らわれ人'である

ことを除いては，知的で理性的ですし，彼女は精神科に入院することを言葉上はしばしば嫌がります。ふつう，からだの病気は必要なら身体科の病院で扱うことは知っていますし，精神の苦悩なら精神科で扱われることは知っているとしても，精神科に入院するのは簡単なことではないものです。

　精神科の入院では，ふつうは安堵し，迎え入れ，引き受けてくれる入院スタッフに，希望を多くもって信頼をよせたいと思うのですが，しかし，時には疑いをもち，周囲の人や友人，家族や祖父母の反応によっては，その疑いがひどくなったり強くなったりもします。それから，拒食症や抑うつ，他の精神障害の困難にある他の若者への接近が，中毒や伝染病のごとくに悪い影響をわが子にもたらさないかと，時折親自身自問するものです。ただ，これまでの周囲や学校や友人，家族との生活ができなくなってきていたから入院していることを忘れてはいけません。

　そして，ここに至っては，病院スタッフの説明する分離そのものだけではなく，漠然として不確定な彼女のリズム，彼女の時間感覚に合わせることをこころに留め置くことです。それには忍耐が必要であり，時を待たないとなりません。

　そしてこの時期には，分離に我慢し，距離を取ることに我慢し，いつもの生活を続けないといけません。両親は，距離を取ることによって，自分たちから離れて彼女を養生させ，同時に彼女の世話をするスタッフとのきずなを維持します。病院に来たときに，こんなにすぐ近くにいるのに，娘に会えず，医者や看護師に会うのは，本来は重要なことですが，難しいことです。彼女についての面接であるのに，その面接に参加することで，親自身が両親の役割のあり方を問われているように感じるときもあります。同時に明らかなこと

は，両親と病院スタッフの協力が大切であるばかりではなく，不可避であり望ましいということです。ただし，彼女と密に関係すると同時に距離をとるということは，そんなに簡単ではありません。

加えて，迷いや分離の痛みが大きければ大きいほど，彼女と距離をとりつつ，彼女を診ているスタッフとの連携をもつことは困難です。親自身の分離の痛みが強いので，彼女はとても耐えられないとしか想像できず，そうした懸念の中にいると，電話や看護スタッフから直接聞く知らせが信用できなくなります。「娘は元気で過ごしていると言うけど本当かしら。実際は娘は具合が悪くて，ひとりでいて，私を非難ばっかりしているんじゃないかしら」

「娘は少しばかり孤立していて寂しがっていると言われるけど，私たちが病院に入れたのが間違っていたんじゃないかしら。彼女にとって耐えがたいことなんじゃないかしら。何て言っても，私なしで，たった独りでいるのはあまりに可哀相なことよ。そうとしかとても思えないわ」

「結局，伝えてもらっている娘の近況は信じられるものなのですか」

拒食症の娘本人と治療スタッフとが真摯に理性的に契約していても，親が疑い始めると，彼女は，もともと両親と医者によってなされた契約と制限が，断固とした，信頼に耐えうるものかどうかを，あらゆる手段で確かめようとしてきます。彼女がその脆さを予感すればするほど，彼女には正当化が必要となります。心配をかけさせる言葉や悲劇的な言葉を電話で伝えようとしますし，不安にさせる言葉で手紙を書こうとします。入院に関して，入院させた両親の立場を認めないことによって，彼女は両親を確認しようとするのです。

契約の枠についての彼女の多種多彩な攻撃は，入院契約をめぐる

両親自身の疑いに常に結びついているようです。

● そしたらどんなふうに手助けするか？

　彼女の周囲が一貫性を維持するように努めることで手助けできます。彼女が迎えているとても深刻で内的な嵐のこの時期には，本質的な点，まずは両親間，次には両親と看護スタッフとの間で一貫性を保つことが不可避と思われます。

　嵐が強ければ強いほど，選択し決定した進路を保つことが必須となるのです。

　その時には，彼女自身は望んでいるものも，愛しているものもわからなくなってきて，飢えているか否か，生きたいのか生きることを止めたいのかも，分からなくなっているものです。彼女が迎えている恐怖の渦中で，彼女は緊急の場合，矛盾する決定を取らせようと試みます。緊急事態は，過去も現在もそして同時に未来も消失させてしまうので，そのときに本当に重要なことは，彼女と少し距離を取ることです。

　入院は，時間や個人の歴史の再発見を可能にするに違いありません。家族は治療の全部を見ることはできませんが，家族との面接や両親のグループ治療，あるいは看護スタッフとの面接など，スタッフの行うあらゆる多種の治療を通じて，彼女が拒食症になる前のことやなってからのこと，情緒的な依存と自立，分離と再接触といった歴史を再構築します。

● 再接触

　この段階は，少女の側にも両親にも大きな不安をもたらすものです。

「娘は入院させられたことで私たちを許さないでしょう」

「私が以前に両親を苦しませてしまったから，両親は入院してよくなったことを許してくれるかしら」

「彼女は変わってしまって，もはや前の娘は見いだせないんじゃないか」

「娘は私たちが彼女なしの家族で生活したことを根にもっているんじゃないだろうか」

変化というものは望まれ，待望されるのですが，同時に心配であり喪失の驚異にさらされてもいます。

このときの心情はとても強烈です。腑に落ちないことですが，再会することをとても望んでいて，同時に不安なものですから，時折，患者は分離の終りの時期または入院の終りの時期に，数週間に数百グラム程度の体重がヨーヨーのように上下します。

4） 退　院

退院という言葉をとても望んでいますが，とても不安なものでもあります。「病気が前と同じようになりませんか？」この家族全員に感じられる不安そのものは，悪化因子として残り，その悪化因子が強ければ，ある程度の数の症例において，ときには，入院と自宅の往復という解決法が有効ですし，避けられないものとなります。

家族，きょうだいとの再接触があまりに強い緊張を伴うならば，時折再び行為の障害が生じます。

自宅への退院の橋渡しとして，場合によっては医療機関併設の寄宿学校が提案されることもあります。そこでは，学校や家族とも徐々

に接近していくことができますし，家族との面接が設定されます。

3．どうして私たちの家族に拒食症が？

　緊急の状況から少し余裕ができたころになると，この答えを知りたいという思いが出現します。すると，少女自身のことだけでなく，周囲の者それぞれが，自分自身の過去を自問自答することになります。

1) 両　親

　「私たちのせい？」
この考え方は一番よくありません。両親にとっては，2つの罠が危惧されます。1つは，子どもにすべてのことをしてやれると信じていることであり，もう1つは，逆に私たちは娘に何もしてやれないけれど，娘自身はやりたいと思えばやれるし，医者もすべてできるという考え方です。
　罪悪感を抱くということは，1番目の何でもできるという思いの変形にしかすぎません。すなわち「私に罪があるなら，私の過ちでそれが生じるなら，私しか解決できない」という考え方です。
　何にもできないという2番目の考え方は，たいていは，何でもできるという1番目の考え方の防衛でしかありません。両親が，拒食

症の原因として，器質説，ウィルス説，感染説，代謝説，ホルモン説といった絶望的な原因を探すようになるのは，何もできないという考え方のせいです（しかし遺伝的仮説になれば考えたくなくなるのですが）。

母親と父親は，何でもできるか，何もできないかの両極端な立場の間を揺れ動くものですが（よくあるように，両極端は同じことを意味します），しかし典型的な'拒食症の両親'として描きだすことはできません。

● 母　親

ある母親では'過保護''一体化'といったように，娘にあまりに近すぎます。その母親は，自分の考えや情緒，不安を子どものものか自分のものか区別ができていません。彼女は分離することに大変な困難を感じています。彼女自身，思春期のときあるいは今もなお，体重を気にかけていることがしばしばです。

その他には，とても冷たく，とても距離があるような母親もいます。彼女らは娘にとても早くから'自立'することを望むのです。

意識的であろうとなかろうと，どちらのタイプの母親でも，娘が自分と同じように若い女性となり，男性を魅惑し，やがては子どもを持つようになるとのことを受け入れ難く感じています。この競争相手となる可能性に直面して，一方では友達のように，あるいは双子の姉妹のように，同じ服装や同じ髪形で娘にまったく似ようとします。他方では，完全に娘に席を譲り，引っ込み，娘に台所を譲ったり，娘が夫の出張や遊びについていくのを容認します。

● **父親**

　父親もまた，ときに妻と対立する考えであったり同じ立場であったりと迷います。ある父親は，母親と同じようにしたり，あるいはエロティックな関係であったりと娘と非常に近いのです。可愛い娘が大きくなったとき，膝の上に座らせ続けるのは葛藤的なことです。娘のほうもその優しい接触をまったく同時に探し求めますが，唐突にまったく逆に嫌悪感を抱いて，父親と距離を取ろうとします（「パパの爪は汚いし，それにスープを音をたててすするわ」）。

　それにもかかわらず，父親は娘と戯れます。そのあいまいすぎる関係のために，互いに居心地が悪い状態となります。

　娘は父親がかつて愛したときの若かった妻のイメージ，あるいは父親自身が若かったころのイメージを思い出させてくれます（かつて父親がシャルロットに与えた「超理想のマドンナちゃん」というニックネームはここからくるのではないでしょうか）。それは，男性のなかにある，もし女性であったらこうありたいという理想的な女性のイメージを思い起こさせるのです。

　ある父親は，女性のさまざまなイメージをとても不気味に感じ始め，突然に距離を取るか，舞台から消えるか，とても冷たくなってしまいます。

　疾病がもたらす心配によって，娘は遠くなった父親を再度呼び返すことになります。いろいろな動きで生じる結果は，次の例に現れています。

　　18歳のアマンディンヌは，ひとりで眠れなくなったので，毎晩両親のベッドにやってきます。彼女はヨーグルトをほんのひとさじ食べるのに，この場所でしか，そしてわずかにしか口を開き

ません。彼女はそこで眠ってしまい，しばしば父親が，ときには母親が空の娘のベッドに眠りにいくことになります。

　この例は，両親が感じる難しい状況の典型例です。彼女は苦しんで自分の居場所を求めるのですが，そのことは片親を排除し，あたかも夫婦をべつべつにさせようとしているようです。おそらく，やせをひどくしていくことで，自分のからだの占めるスペースを減らし，こうした自分を懲らしめているのでしょう。
　疑いもなく，この状況下で本質的なことは，両親それぞれが互いの関係を維持し，互いを助けるようにすることです。両親の役割がどちらも同等となるよりは，むしろ両親それぞれがその役割をもって，親それぞれと少女との関係を両方とも保護するようにすべきです。

2）　きょうだい

　どうしてこの子が病気になったのでしょうか？　というひとつの疑問が家族からしばしばなされます。
　長女，ひとりっ子，第2子，末っ子，次女，では誰が1番拒食症になりやすいんでしょうか？
　いままでなされた研究ではこれらの疑問に何ひとつとして答えを導き出すことはできていません。
　それぞれの症例がそれぞれの特徴をもっています。

　エレーヌは2人姉妹の上です。彼女の誕生のとき，おそらくは母親自身の過去の生活史によるもののために，母親になる心づも

りができていないと感じていました。母親はこの初めての子に母親らしく接するのに，まぎれもなく困難を感じていました。母親はエレーヌが拒食症となったとき，この初めての出産と，何年かのちの楽しく平穏な次の出産の違いを思い出して語りました。母親との関係にエレーヌと妹では違ったものをもたらしたに違いありません。この意識されたものから生まれた罪悪感は，疑いもなく，すでに重苦しい不安と，悪いことをするんじゃないか，あるいは悪いことをしたという思いのある複雑な母・娘関係をさらに複雑にします。

　カリンヌの母親は，自分の母親（カリンヌにとっては祖母）のことを，厳しく情緒の乏しい人だったと話しています。娘の誕生の責任を，母親は望まなかった夫婦関係にあったとして，始終悔やんでいました。「私はしかたなくあなたのお父さんと結婚しなくてはならなかったの。好きでもなかったあの人と生活させられているのよ」カリンヌの母親は最初の娘の誕生のときの不安をしばしば語っています。その不安は，懐かしい環境や家族，友人から遠い場所で1人になるとひどくなったものです。それは，劣悪な入院環境や劣悪な医療環境によって悪化しました。そして，その不安は，養育を自分の母親のやり方でしか行えないと気づいたことで疑うべくもなくさらに強まりました。母親の言葉によれば，カリンヌが，母親のなかにある母方祖母の養育への呪いや批判を，よみがえらせてしまうのではないかという恐れをもたらしたのです。カリンヌの母親がより平穏に，より罪悪感のない母親としての役割を見いだすには，弟や妹の誕生を待つしかありませんでした。

それぞれの子どもは，親の仕事上の問題や夫婦の問題，両親の親たちとの問題といった時期を選ばないで生まれるのは当然のことなのに，両親は，「私たちは子どもたちを同じように育て愛してきたのに」と感じており，特に不安と困難の時期においては，それぞれの子どもに違いがあるのを子どものせいにしてしまいます。

　それゆえ，家族内の，きょうだいのそれぞれの位置が，それぞれの利点と脆さの両面をもつであろうことを考えることは，特に大切なことではないでしょうか。どの子もより可愛がられることを望みますが，両親のどちらかから好まれているとしても，それはときとして同時に，幸せや苦しみの元ともなります。可愛がられている子は，理想化され，期待されます。その期待は，その人格や経てきた生の時々に従って，あるときは杖になり成功の力となりますが，あるときは重荷となります。

　大家族のなかの子どもでいることは，それぞれの位置づけの問題がより浮きぼりに必ずなります。ひとりっ子であることは，同胞内の競い合いはありませんが，同時に両親の関係や期待をより重く担うことになります。

　エレオノールは，身体的にも感受性の面でも父親と似ています。彼女には姉がいて，その姉を長い間畏敬の対象としていました。なぜなら姉は威圧的で独断的だったからです。そして，妹は姉に距離をもって接していました。彼女は子どもの頃は表面上何ら問題なく過ごし，姉の陰で，どんな陰でもそうですが，保護され少し目立たないようにして過ごしました。子ども時代の終りに，ある友人との仲違いで揺れ悩んだ末，彼女は万引きに誘う他の友達との関係で埋め合わせをしようとしました。母親はそれに気づ

て，厳しく叱責しました。不安定なこの時期にそれは重くのしかかり，エレオノールは，自らを常に非難しはじめ，陰性感情を抱いては罪悪感を感じ始めたのでした。

　拒食症は思春期の入口では，こころの奥底にある罪悪感の上に始まるものです。彼女は，父親から1番愛されている子どもだとはもはや感じられませんでした。彼女は孤立し，落ち込み，退行し，母親にひどい罪悪感を抱きました。そして彼女は母親にくっついて眠りたいとも思うようになりました。

　エブはひとりっ子で，彼女が生まれたとき，母親は昔の婚約者の悲劇的な死の悲しみのなかにありました。エブは，とてもかわいい子で，控えめで，感受性が豊かで，クラスでも家でも申し分がありませんでした。彼女は宗教系の学校で学び，中学3年まで制服を着ていました。彼女の希望で，男女共学の高校に編入したのですが，そこでは自由と強い幸福感と同時に不安感のなかで数カ月を過ごしました。

　思春期になって彼女が変わるのと同時に，彼女自身の規範を失ってしまいました。彼女はとても美しくて男の子にもてました。彼女は，そうしたことでもどうすればいいのかわからず，手掛かりをなくし誰も守ってくれないと感じたのです。彼女は，安心するには十分ではないけれど，厳しく禁止する両親像を作り友人らに話すようになりました。少し臆病で，まじめで地味な青の濃淡の制服で守られていた子ども時代を送っていたのが，いきなり変化し，生き生きした彩り鮮やかな危険にさらされた思春期になって，彼女は痛ましくも拒食症に逃避したのです。大柄でやせた少女は，常に美しく，黒い服をまとって，母親とともに来院します。彼女

の誕生以来，母親が失った理想化された婚約者の喪に服していたように，彼女も喪にいるようでした。エブは，しだいしだいに喜びを失い，思春期の新しい欲求を捨ててしまいました。そしてまた，子どものころには町のスポーツセンターで父親と長い時間を過ごしたという，父親との思い出を保ち続けることもできなくなりました。

ひとりっ子で理想化された子どもには，生きることは簡単なことではありませんが，ひとりっ子であることが，この思春期の困難の唯一の原因的な説明とはなりえません。

3）祖　母

まれではないのは，両親と思春期の娘が遭遇する困難によって，両親自身の親との間にあった困難が，再び活性化することがあります。

祖母の性格のある部分や人格の特徴が，自分の娘によって知らされ，娘の上に見いだされ，もしくは娘に投影されます。あるいは，祖母と孫娘との間に，とくに強い特殊な関係があることもあるでしょう。

● 祖母との関係の例

バベットは，幼いころ，両親と離れることが難しい女の子でした。子どものころはずっと，毎晩眠る前，毎朝登校前，毎回の旅行前には不安発作を起こしていたものでした。12歳の夏ごろ，6年前に離婚した美しいお祖母ちゃんが，新しい連れ合いと共

にこの地を去ることに決めたのだと，従姉妹の女の子から打ち明けられました。バベットはお祖母ちゃんが大好きでした。お祖母ちゃんにしばしば面倒をみてもらっていましたし，彼女にとって第2のお母さんのようだったのです。お祖母ちゃんは本当に優雅で，身だしなみがよく，ボディラインにも気を配っていました。お母さんは，言いたくはないけれど，あんまり魅力がありませんでした。バベットはお祖母ちゃんに，お祖母ちゃんの秘密の計画を確かめました。そして，そのことを誰にも言わずに過ごすうちに，2カ月で10キロ痩せてしまいました。

アルテミーズも気まぐれなお祖母ちゃんをもっていました。孫娘たちのなかで，彼女がそのお祖母ちゃんに1番似ていました。夏には，お祖母ちゃんのところで，いっしょに過ごすことが多かったのです！しかし，ある日突然，このお祖母ちゃんは家族との関係を一切断ち切って，新興宗教の集団生活に入ってしまったのでした。

アイシャのお祖母ちゃんは，孫娘によれば国内で1番の拒食症だったとのことでした。アイシャも，じきに，治療チームによれば，お祖母ちゃんに負けず劣らずの拒食症になったのです。

シドニーの場合はもっと悲惨です。彼女の母親はあまりに多忙な両親から見捨てられ，叔母にひきとられました。母親はシドニーの父と結婚するために，早くにその叔母の元から去りました。父親は，子どものころ，占領下のドイツ兵との間に生まれた私生児といううわさに苦しみました。シドニーの父親と祖母との関係は

格別に近いものでした。孫娘のシドニーのもっともほろ苦い思い出は，彼女のためにお祖母ちゃんが作ってくれたほろ苦いジャムと出来立てのパンなのですが，そうしたときに，彼女は「お祖母ちゃんはこんなに可愛がってくれるけど，お母さんは私よりお兄ちゃんが好きなのだろう」と常に考えたものでした。ある日，長患いによってやせ，無益となる治療を拒否したこのお祖母ちゃんは，嫁であるシドニーの母親の腕の中で，シドニーの目の前で息をひきとりました。

　何年かの後に，シドニーは，極端な全身衰弱の状態で，入院を絶対的に拒否しながら，同じソファに隠れ込んだのでした。

問題は，あらためて責任者や罪人を見つけることではなく，家族における役割や空間，それぞれの居場所の限度を決めることであり，意味づけをしたり，理解したりすることです。家族面接はその場合も役に立ちます。

4) 拒食症の系図？

● 尊族: 両親と祖父母

回想や精神療法が進むにつれて，ときにはいわゆる拒食症状が出現した時期とは関係なく，以前から母親や祖母が食事やからだにこだわっていたという問題を発見することは，まれではありません。

　エルザは，ずいぶんよくなって，医学に興味をもち，合格して医学の勉強をしていました。子どものころ彼女は両親から注意深く面倒をみられてきました。けれど，彼女の側の思い出は，

子どものころの世話のされ方についての見方がやや違っていたのでした。

　彼女は食事と自分のからだとの関係を，とくに母親にも見いだしました。エルザは，子どものころキャンディも砂糖菓子も食べさせてもらえず，ときにママに隠れてこっそり食べたものでした。朝食は'健康によい'もの，フルーツ，ヨーグルトであり，タルトは決して出ませんでした。エルザは，賢く音楽の才にたけていて，毎年音楽祭に出演していました。彼女が思い出すのは，ママがその前後で毎回，エルザが太っていないかと確認し，とても心配気に体重を計らせていたことでした。実は，この音楽祭のときには，音楽祭そのものの楽しみに加えて，エルザはある幸せをこっそり見いだしていました。泊まった先で朝食に出されるタルトとパン，バター，ジャムは，彼女にとって珍しくてやっぱりおいしいものだったのです。けれど，ママは帰ってくると，エルザに体重を計らせ，エルザが少しでも太っていると，とても苛立っているようでした。

　拒食の問題が彼女にとって過去のひとこまとなった少し後に，彼女は初恋をし，新しい幸福感に浸っていました。エルザは，依然親しく打ち明け話のできる相手であり，特別な存在である母親に，海辺で過ごす恋の週末の予定を話したのでした。それは初めてのことで，エルザは興奮しうきうきしていました。

　そのデートから帰ると，彼女は関心と質問で待ち構えている母親を見つけました。母親は少し緊張して不安そうに，彼女の腕を取りながら，「で，ちゃんと食べたの？」と心配気に尋ねたのです。母親に聞かれたときに，彼女は内面では「がっくり」しました（彼女は母親との間にある葛藤でピリピリしていたからです）。

エルザはそのとき——それまでは頭には浮かびませんでしたが——いつもやせている母親は，摂食障害かもしれないと思いました。エルザの拒食症が始まった13歳ころから，母親はエルザがコルセットをちゃんとつけているか厳しくチェックしていたものです。やせの最初の記憶は，彼女が食べ物を減らし始めて，コルセットの中で動く余裕を感じたことが楽しみだったことでした。

彼女は，拒食の問題がまったくなくなった後に，女としてのこれからの人生設計を立てようとしましたが，どんな母親になるかを考えたときに不安が生じました。彼女はもちろん，それが遺伝するものではないと知っていましたが，世代から世代へと摂食障害が伝染することを恐れたのでした。

クレールが誕生したときは，母方の祖父が亡くなったことで，彼女の家族は喪中でした。そのことで母親は落ち込んでいましたが，孤独の辛さから祖母を「なぐさめる」ためにとクレールの養育が祖母に任されたのでした。

思春期になって，クレールは単に両親に対してだけでなく，とくに不安で陰うつで孫と離れることを話題にしずらい祖母からも自立しなければなりませんでした。

● 子孫：拒食症者の子ども

将来の妊娠についての質問は，しばしば両親からも少女自身からも発せられます。

改善にしても，エピソードの治癒にしても，相当数の症例において，その期間はどうであろうと，これらの女性の多くは，もちろん家庭の母親になることも含んだ普通の人生を送れます。

おおむね良くなっても拒食症の後遺症としてホルモンの不均衡はありますが，現在，不妊治療の著しい進歩によって妊娠は可能です。ホルモンの不均衡は摂食障害の重篤度を表してはいますが，だからといって，無月経や排卵がないことと，拒食症との間に必ずしも相関があるわけではありません。ただ，彼女らが子どもがほしいと言ったときに，技術的には可能だからといって，子どもをつくることを安易に勧めることは，微妙な問題と言えます。それは，ホルモン分泌機能が中断しているのは，性へのアンビバレンスの表現として考えられるからです。

何人かの人にとって，妊婦になること，産婦になること，さらに出産することは，かつて摂食障害によって現した恐怖がまたよみがえる機会となります。ことに，まれでないのは，母親が子どもと同一化する複雑な過程において，彼女らは子どもに与える食べ物を危険ととらえます。彼女らが赤ん坊にその自分の恐怖を「食餌療法」として押しつけるのです。こういった時，彼女らに精神療法を提案するのは有効でしょうし，その場合，ある症例では，「母と子」の治療のための，専門スタッフの援助を求めるほうがよいでしょう。

これまでみてきたように，拒食症が母から娘へと世代間で受け継がれており，そこには祖母の影も見えてきます。これからこういったことが増えてくるでしょう。

むすび

　「拒食症とともに生きる」ことから「拒食症なしで生きること」までの道のりは，とても困難なものです。拒食という問題がお皿の中にある食べ物そのものではなく，もっと深いところにある他のことがらだと理解したときから，この波瀾の道のりには，親と子を束縛する，緊密な依存の関係を解きほぐすための長い作業が必要になります。その経過はまっすぐに進むことは稀で，揺れ戻しや危機を何度も何度も繰り返して進んでいきます。

　拒食症は，短期的にはいのちの危険，より長期的には少女の人生上の人間関係にとって重篤な結果をまねく摂食障害の1つです。少女はしつこく迫ってくる猛烈な食欲との抗争を繰り広げます。その結果，もう1つの極にある行為，すなわち過食症となることもあります。この障害は，本質的にはこころの葛藤の表れであり，その一部は患者である少女に，他の一部は家族環境にと帰せられていきます。すべての治療計画は少女と同様に，必然的に家族ともかかわりあいます。治療にはさまざまな方法がありますし，状況に応じてそれらの方法が選択されてよいでしょう。こうした治療は，通常多くは外来診療から始まり準備されます。入院はある状況で選択される1つの方法であり，治療計画における1つの段階にすぎません。

　治療計画が継続されることと一貫していること，そして様々な職種の治療スタッフが連携することは，治癒への道のりには必要不可

欠な条件となります。さらに，拒食症についてより深く理解をしていくことによって，ある日，この状況の立役者である両親，友人，教師，医師らそれぞれが，拒食症の罠から離れ，皆にのしかかっている重い拘束から解き放たれ，より自由により'軽やか'に，拒食症の人とともに生きることができます。

　問題は葛藤の解決や葛藤の消滅ではありません。逆に葛藤を再認識し，その葛藤を行為や行動とは違ったやり方で表現することです。少しずつ自他の相違をわかり，折り合いをみつけることができるようになる必要があります。しかし，親にとって，子どもが他者として，その固有の存在，すなわち親が描いていたのとは違って，親と離れ，親なしで生活できる存在であることを受け入れることは簡単なことではありません。両親と思春期の子どもが大人の関係になるという'課題'は，拒食症によって達成できなくなるのですが，どのくらいの大人が，彼ら自身の親や配偶者，子どもにしがみついた形の幼児的な依存の重い鎖から自由になって親になるのでしょう？

　拒食症の治療には，子ども，親，治療者それぞれが，長い年月に渡って，その状況下でのそれぞれの役割について常に自問する心の準備が必要と思われます。

　決まったレシピも特別な魔法のような方法もありません。行為や行動で示すのではなく，話したり考えたりすること，自由を維持できるよう第三者が入ることを認めたり探したりすること，差異と不均質性を混同しないこと，もしくは葛藤と断絶を混同しないこと，いのちを維持し，日常活動を続けることなどといったもろもろのことが，それがいかに大変でも，治癒に進んでいく大きな過程となりえるのではないでしょうか。

　しかし，これらのことを求めることは，行為すること，成果を求

めること，はかること，見えることを求め，そして異なったものが共存することよりも画一的であることを良しとする，私たち現代社会の潮流から遠ざかることでもあると思われます。

　拒食症の人たちは，もちろん彼女自身にもですが，私たちすべてに，滅びないための別の生き方を学ぶことを，教えてくれているのではないでしょうか。

参考資料

　拒食症や摂食障害を題材にした多くの著書があります。それらには，理論的・治療的接近を提供した本や拒食症者とその家族のありようを小説風に証言したものもあります。また，映画では異なった視点から摂食障害の状況を描き出しています。これら多くの著書の一部ですが，参考までに以下に掲載します。【訳注：邦訳では手に入らないため，以下に原文のまま掲載します】

専門書

Psychopathologie de l'anorexie mentale,
Brusset Bernard, 1998, Dunod.
Parcours thérapeutique d'une anorexique,
Richard Bernard, 1997, Expansion.
La Faim et le corps,
Kestemberg Evelyne, 1994, PUF.
L'Anorexie mentale,
Jeammet Philippe, 1985, Doin.

小説・体験談

Histoires de bouches,
Chatelet Noëlle, 1988, Gallimard.
Petite,
Brisac Geneviève, 1996, Seuil.
Maigrir à en mourir,
Noblet Dorothée, 1996, Édition 1.
L'Enfant plume,
Teisson Janine, 1997, Nil.

映画

Un étrange voyage,
Cavalier Alain.
Eatings, ou la dernière tentation des femmes,
Jaglon Henri, 1990.
Danse avec la vie,
(avec Patrick Dupont), téléfilm.

用語解説

過活動
　エネルギーを消耗する目的で，身体運動に熱中すること。その欲求はなかなか抑えきれない。そこには，エネルギーを消耗する目的だけでなく，不安に対抗する目的もある。

隔　離
　現在では稀に使用される治療方法。保護する意味で，あまりに刺激的と思われる環境から患者を離すやり方（『分離』と区別しなければいけない）。

過食症
　抑えきれない欲求によって，大量にガツガツ食べる病態。

緩下剤
　便秘治療のための薬であるが，体重をコントロールするための誤った使用で「下剤」をかけることは，代謝の不均衡を重症化し，腸管障害をひきおこす危険がある。

拒食症
　一般的な定義とは異なって，拒食症は，食欲を喪失するのではな

く，摂食の拒否である。

恐怖症
　強大で不合理な恐怖によって現れる症状。からだに肉がつきはじめることなどの状況や対象を避けることによって不安を収めうる。しかし同時に，もしその不安が重要な意味あいをもつときには，患者にとって大きな不利益をもたらすことになる。たとえば学校恐怖症。

骨粗鬆症
　栄養低下が長期にわたるときに起こる骨密度の低下で，病的骨折の原因ともなりうる。

抗うつ剤
　拒食症に併発するうつ症状の治療に使う薬剤。

抗不安薬
　不安軽減のための薬剤。

サドマゾヒズム
　自らが課した，あるいは他者によって与えられた苦痛のなかに，ある種の快楽を見いだす複雑な関係のあり方。

食欲抑制剤
　アンフェタミン類の麻薬で，飢餓感を抑制するのに使われる。

神経弛緩薬（抗精神病薬）
　向精神薬で時に拒食症に処方する。過活動や押し寄せる不安感を鎮静する目的で使用する。

心理士
　心理学の資格を有し臨床に携わる者。

精神医学
　精神疾患を取り扱う医学の専門分野。

精神科医
　精神医学の専門医師（児童精神科医は子どもの治療をより専門的に行う）。

精神分析
　フロイトによって名づけられ，以下のことを指す。
　　　　　無意識のこころの過程を探究するための方法。
　　　　　その探究上に基礎をもつ精神療法の技法。
　　　　　その方法によって獲得された心理の理論全体。

精神分析家
　精神分析を実践する医師・非医師の精神療法家。

精神療法
　心理学的方法を利用して精神的・身体的疾患を治療するすべての治療法。

精神療法家
（医師・非医師・精神分析家・非精神分析家など）こころの現象を扱う諸方法で治療にたずさわる者。

第三者の申請入院　［訳注：医療保護入院に相当］
周囲の人からの申請で，患者が生命危機下にある場合，医師の意見に基づき，患者の意図に反しても強制的に入院がなされうる。

多飲症
大量の液体（その多くは水）を飲みたいという抗しきれない欲求による症状。この障害は，重篤な代謝の不均衡のはじまりである可能性がある。

低カリウム血症
血中カリウム値の低下は，重大な代謝の不均衡を意味し，それは重篤で突発的な心臓疾患の合併症をもたらす。

低血圧
動脈血における血圧の低下は，ときに重篤な身体合併症があることを示唆することがある。

盗　癖
抑えきれない盗みの欲求による症状。食物やお金をはじめあらゆるものを盗む。この症状はしばしば過食症にみられるが，拒食症の経過中にも散見する。

分　離

　日常的環境から患者を離すこと。ある期間，これまでの対象との関係のあり方とは異なったあり方を経験させることができる方法である（隔離と混同してはならない）。

無月経

　毎月の生理が止まること。

命令入院〔訳注：措置入院にほぼ相当〕

　患者の考えに反して，検事の請求で医師の意見に基づき，患者が生命危機下にある場合になされる入院形態。

利尿剤

　水分とミネラルの排泄促進剤で，体重をコントロールするために誤った使用がなされ，時に危険である。

補遺：
「あとがき」に代えて
——摂食障害というこころの悲劇についての覚書き

松木　邦裕

　みなさんがいま手にされている本書は，摂食障害患者の病態，さらには本書の主題である彼女らの家族との関係や家族のかかわり方について，いきいきとした症例描写を多くはさみながら，とても実際的にわかりやすく書かれています。そこで私はここでは，摂食障害の患者その人，とくにそのこころにより焦点を当ててみたいと思います。そうすることが，摂食障害を理解していくために読まれるであろう本書全体のバランスをほどよいものにすると思うからです。

a. 摂食障害の患者とは誰なのか
　彼女らを，「永遠の絶対的自信とやすらぎを手に入れようとして，それらを手に入れるための作業に瞬時も休むことなく追い立てられ続けている人」ということができるかもしれません。
　彼女たちにとって，この自信とやすらぎを手に入れる唯一無二の解決法が，からだを支配して，よりやせたままでいつづけることなのです。格段とやせていることが，まわりの人たちに優越を感じ，自分の有能さを自分で実感するとともにまわりの人たちにも認めさせ羨望させることが永遠にできそうなことなのです。

しかしながらその理想は，空想的願望であって現実は異なります。その空想を現実化しようとすることは，その人自身の生きた生体としての，さまざまな生理的な生命活動をその限界以上に弾圧し続けることでもあります。このため，なにか食べたい，つまり飢餓感という自然な欲求でありながらも切実な本能的衝迫（いわば，内側からのつきあげ）は，自分自身のなかから彼女を絶えず襲います。こうした結果，彼女は食べ物のことを絶えず思い浮かべることと，それらを断固退けることの格闘を，こころのなかでしなくてはならなくなってしまうのです。

この状況においては一瞬の油断もなりません。やせを切り崩してしまおうとする本能衝迫に対処していくには，頭は常に清澄であらねばなりませんし，食べたくなる誘惑に引きずり落とされてしまうことは彼女としては絶対に避けなければなりません。

このようにして自信とやすらぎに棲むはずだったのが，喪失の恐れと転落への緊迫の思いで切迫した刹那を重ねていくだけになってしまうのです。

彼女たちは，注目の的となるとても魅力的，有能かつ無（欲）な自分（本能欲望のない理想化された万能自己）となろうとするのです。「自分が周囲を魅惑しても，（自分の内側から衝迫してくる欲動を含めて）外部の何ものにも自分は魅惑されない」，ゆえにこうして周囲の人たちが彼女を羨望しじらされているはずなのに，気がつくと自分自身がじらされ羨むしかなくなってしまっている人たちなのです。

b. どこが問題なのか

まず注目していただきたいことは，すでに述べてきましたこの病

の本態からわかりますように，摂食障害とは摂食の病ではないことです。(このことはこの病気についての認識の基本の基本です。このことが理解できていない治療者にはこの病の治療はできません)。拒食や過食，食物の偏りやカロリーへの著しいこだわり，偏った食べ方，盗み食い，食物の過度な保存，自己誘発の嘔吐，多飲といった摂食にまつわる病的あり方は，やせておくための方法もしくは方法の混乱に過ぎません。

　では，やせておくということは何か。これは，行為，あるいは行動なのです。一般に行為・行動というと運動や制作など何か外に働きかける動作を思い浮かべやすいのですが，彼女らの場合にはこの行動のあり方に特徴があるのです。おもに制限をする，つまり抑える・削るというからだを絞る，言わばみずからのからだを強引に彫刻するような行為・行動によって，なしとげられようとするものなのです。

　ですから，このからだへの支配的な行為からの派生物としてのほかの行動，たとえば過度に運動をする，かんしゃくを起こす，料理をして自分は食べず家族に食べさせる，やせ薬や下剤を大量に使うといったほかの行動も，その余波として見られるのは当然の成り行きなのです。

　このように摂食障害は，その本質は「行動の病」なのです。

　こうした行動の病，なかでもこころに葛藤を抱えておく，すなわちいろいろ悩みながら解決を生み出そうとする代わりに，そうしたこころの苦悩や苦痛を悩まず行動ですべて消滅あるいは排泄させて処理してしまおうとする人たちを，今日ではパーソナリティ障害と呼んでいます。

　私は摂食障害とは，自分自身を理想化しその万能感や孤高感に浸っ

ておこうとする，だが実際はひどく孤独でとても傷つきやすい人たちである自己愛パーソナリティ障害とされるパーソナリティの病理と，多くの場合呼べると考えています．

c. なぜ，やせておくことなのか

ではなぜ，ほかのことではなく，やせておくことなのでしょうか．それはおそらく彼女らが，快としての身体感覚に，もっと限局して言えば快としての筋肉活動の感覚に，敏感だからであると思えます．身体感覚からの本能的な快感には3つの源泉があります．1つは食べ物を味わう味覚です．ちなみにあとの2つは，性の快感と排泄の快感です．

彼女らに関して言えば，食の快感，つまり味覚には鈍感です．彼女らの特徴は，食べる楽しみをたやすく排除するところです．食べた結果のカロリーや体重といったこまかな数字の少なさだけが問題なのです．過食の場合でさえもやけでむさぼり食べられており，味わいはありません．あえて味わいのない食べ方をしているという方が適切でしょう．彼女らのなかには長年の嘔吐でひどい虫歯になり，ほとんどの歯がぼろぼろの人が少なくありません．彼女らが食べる快感に浸る人たちであるなら，こんな状態になるのを放っておかないでしょう．

人のもう1つの快感の源泉は，性感覚です．彼女たちからは性感も排除されます．拒食症には性的発達を拒否する禁欲主義や成熟拒否があるとは古くから言われていました．かつてはそれが本態であると見られていました．私の知るかつて摂食障害（拒食症）だった今では50を越えたある女性は，若いころから早くおばあさんになりたかった，やっとおばあさんになれてきた，これで安心と言いました．

限度を越えてやせることは，代謝量や体温を下げ心拍を落とし月経を止め，身体の生理能力を落とします。危機を感じた生命体である身体は，次世代を産出する生殖にかかわる機能や活動は中止させ，その個体自身が生き延びるための生命保持の器官の働きだけを残そうとします。性機能は削られるのです。この身体状況は，性感を消すのに圧倒的に有効です。また思春期の私たちの空想や連想はややもすると性的なものに結びつきやすいものです。こうした空想や連想を制限しているのが彼女たちの特徴の１つです。こうして厳密に性的な興奮は抑えられます。

　残る１つは，排泄の快感です。彼女たちは，１つの見方をするならからだの削除活動でもあるこの排泄の感覚と活動を好んでいると私は思います。この排泄という行為は筋肉活動ともっとも結びついているものです。

　ちっちゃい赤ちゃんは排泄物，すなわちうんこを自分の一部ゆえにそれで遊んだり母親にプレゼントします。このように排泄とは，そもそもは下腹や肛門の筋肉活動によって自分の身体の一部を切り離すことなのです。やせることは，この筋肉を使って削る快感，排泄の達成による快感をもたらしてくれます。この快感への固執にやせを選ぶ理由があるように思います。

　彼女らはやせていても排便にはひどくこだわりますし，大量の下剤で何度も下痢をして便を噴水のように排泄し続けようとします。また口内が切れたり苦痛をともなう嘔吐を繰り返して排泄しようとすることには，そこに（口が倒錯的に肛門化していると言えそうな）排泄の快感が持ち込まれていることをうかがわせます。彼女らは排泄の快感には貪欲なのです。

　それに加えて，快感ゆえの排泄の徹底とその徹底が社会的に評価

される清潔感は，食べる快感つまり「いやしさ」や性の快感つまり「いやらしさ」への固執とは逆に，母親や家族の賞賛に値するものでもあります。こうなると排泄の快感は，彼女にとっては付加価値をもつようになるのです。

もう1つの特徴として必ずあるのは，彼女らは肛門括約筋的な「しまり屋」，つまりけちなことです。「けち」と「几帳面」と「わがまま」を肛門的筋肉活動に基づいた性格特性とする見方がありますが，彼女らにはそのままあてはまります。彼女らはもともと几帳面ですが，発病すると自己中心的にひどく几帳面になりますし，それまでのよい子から一転して，わがままになります。

こうした彼女らの身についた内側の感覚である排泄的，筋肉快感的あり方が，やせていることに注目させ，こだわらせるのでしょう。

ところで，この内側の肛門的な感覚は彼女らがこの病を手放せないことにも関連しているのですが，それについてはのちにふれることにしましょう。

d. どうしてこんなことになったのだろう

それにしても，どうしてやせておくことをこんなに求め続けていなければならなくなったのでしょうか。それには発病前の彼女らがどうだったのか，そこに何が起こったのかを見てみる必要があるでしょう。

この病は思春期に入るころから以降に始まります。もしもっと幼い年齢の時期に拒食が始まっていたとしたのなら，それはここで述べているような摂食障害ではありません。たいていは食事・食物の恐怖症かヒステリーと呼ばれる病態でしょう。

では，なぜ思春期以降にこの病がでてくるのか，あるいはやせて

いようという堅い決心が彼女らに起こってくるのでしょうか。それは彼女らが，精神的な拠りどころがまったくないとの感覚にあるからのようです。すでに述べたように彼女らの場合には，始めてみるとやせていることが，失っていた自信を一気に取り戻させ，それ以上の満足をもたらし始めるのです。

　それではどうして，彼女らは思春期にこれほどまでのみずからへのひどい頼りなさを感じるのでしょうか。
それは，思春期・青年期と呼称される，脱皮という表現があてはまりそうな成長的変容の時期が含むこころやからだの発達課題とつながっているようです。

　思春期になりますと，幼稚園児や小学校のなかばまでのころとは違い，子どもたちはそれまでの大人によって枠づけされた調和的に均一な価値観や自己意識から変わって，個人個人それぞれの内側に湧いてくる感覚に基づいて関心を抱き，考えふるまうようになってきます。ある子はテニスに熱心になり，ある子はバレエに打ち込み，またある子は文学に没頭し，別の子は音楽に夢中になるとさまざまです。こうしてたとえば意図的に編成された学級のような規格的集団は全体としての調和的まとまりはなくなり，各人がみずからの関心を軸に能動的主体的にグループ化していきます。

　このとき摂食障害になる子はその状況を，自分の居場所を失ってしまう分散と体験し，熱中してかかわるところを持てずに取り残されてしまうか，うわべだけどこかのグループに所属します。いずれにしてもこころのなかでは，これまでのようには何もできない自分に愕然とするとともに無能で孤独な自分を強く感じるのです。

　彼女らと話していて気づくのは，彼女らが小学校4,5年のころまでの友だちとの間での整然と調和ある一体感を理想的と見ているこ

とです。彼女らはそのころはリーダーか優等生だったことも多いものです。その素晴らしい自分やその自分と和をなす周囲との関係を取り戻す起死回生の方法が，人並みを超えてやせることなのです。

　もうひとつ知っておきたいことは，発病したあとの彼女らは孤立しており，みんなに深くなじむことができないとのことです。このことは，児童期にはみんなとよく溶け込んでいたように見えていたときがほんとうはそうではなかったのではないかという問題を提起します。彼女らはリーダーか優等生でしかそこにおれなかったのではないか，さらには彼女らが調和していたのは，母親や先生の眼を見てのことであって，子ども同士の気持ちのつながりからではなかったのではないかとのことです。

　また思春期・青年期は恐ろしいほどの巨大なエネルギーで衝迫してくる内なる何か，それは生物としての欲動や本能と呼べるものですが，自分の内側からの不気味な衝迫との格闘が勃発するときです。深層心理的には前述した思春期の青年の没頭は，この内なる力と折り合いを付けるための，こころの苦闘の外から見える部分でもあるのです。

　ほかの思春期の子どもたちと同様に，いやそうした子どもたち以上に，彼女らはこの内なる衝迫に脅かされているのです。そして彼女らはこの怯えをほかの子たちと分かち合うこともできません。もちろん，親や先生には本心からは話せません。この恐怖を独力で根底から解決してくれそうに体験されるもの，それがやせることなのです。

　やせていることが唯一，なくなってしまっている理想の自信ある生き方に自分を戻してくれるにちがいないはずのものだから没頭し始めたのです。それがそうではないとしたなら，そこには絶望，も

しくは破滅以外何もないのです。

e. もともとの不安は何だったのか

やせておくというやり方ができなくなる，つまり行為による不安を消し去る防衛が崩れてしまいますと，これは実際には食べ始めて，あるいは吐かなくなって太ってくることなのですが，食べ続けて太ってきますと，彼女らは抑うつをともなった強い不安をあらわにします。

「自分のなかがからっぽ」，「自分には何もない」，「空虚でむなしい」と語ります。自信をすっかりなくしているため，人のなかに入れなくなり，引きこもります。まためそめそとなったり，死んでしまうことを考えます。それで自分を傷つけたり，あるいはそのつらさから家のなかでものや母親にあたったりします。

私は，この「自分には何もよいところがない」との強い無能感／自信のなさこそが，彼女らが幼いころ——乳児期——から抱えていたもともとの不安であると考えています。自分の存在は誰からも喜ばれも認められもしない，それは自分にまったくよいところがないからだという絶望的で恐ろしすぎる思いにまつわる感覚です。ここには，母親に自分は受け入れられなかったし，ほんとうには好かれていなかったとの幼いころの抑うつ的な主観的体験があるようです。

それはまた，その幼いころに母親らの手助けや支えが感じられないところで，ひとりで自分の内側から突き上げてくる本能的欲動を抱えねばならないし，ときにそれにつぶされてしまったとの，自分というものが壊れる，破局的な体験に基づいたひどい怯えの感覚をこころのなかに抱いているとのことでもあります。内からの衝迫や強烈な感情で，自分がつぶれるという破局をこの子は恐れるように

なったのです。こころの発達の乳児期の痕跡が，このように残っているのです。

この抑うつ的で絶望的な恐怖は，その後の成長のなかでは利発で優秀な子，自分で何でもやっていく手のかからない子などといった，表面ではうまくいっているが，人とは距離が置かれた在り方に覆われて問題を表すことにはなりませんでしたし，この子自身もこの苦痛な感情にみずからのなかで触れたり，母親らにそれを表そうともしてきませんでした。

しかし行き詰まりは思春期に急速に，あるいは徐々にやってきて，彼女らはそれをやはりひとりで解決するしかないと，やせ，つまり自分のドラスティックな変容を企てたのでした。

それはからだを，乳児期に不快な感情（苦痛）を泣き喚いて自由に排泄してきた具体物としてのこころと同じように，具体物として万能空想的に自在に支配してしまおうとする姿勢です。ゆえに私はこれを，1つの「身体‐精神病」と呼んでいます。ここにこころとからだとが同じ具体物であった乳児のころ———一寸法師やアラジンの魔法のランプの奴隷はこのよい例です———のこころの活動の痕跡が復活してきたところと見ます。

f. やせておくという解決にならない解決を手放せないのはどうしてなのだろうか

述べてきましたように「やせること」，「やせておこうとすること」は根本の解決はなんにももたらさず，こころをやすらがせるどころかむしろ彼女らをまったく油断できない絶えず追い立てられている崖っぷちにいる心境に追い込みます。綱渡り，もしくは自転車操業の人生です。

彼女らがやせることに思い描いていた自分自身についての理想のあり方は，最初は達成されたようで，実際には徐々に崩壊していきます。衝動的に過食はしてしまいますし，ゆえに吐いてしまいますし，人とはうちとけてはつきあえません。日常生活にはこころからのくつろいだ楽しみはまったくありません。過緊張が続きます。ほんとうには自信が得られていないとのことに気づかざるをえませんし，重い絶望感や空虚感はこころのどこかで確実に膨らんでいきます。

　こんな風なのなら，もうやせることはきっぱりと手放したらいいのではないでしょうか。

　じつは，彼女たちもそれは考えているのです。彼女たちは「2人の自分」がいると感じます。その1人の自分はこのままではいけない，やせていようとするのをやめようと思っているのです。

　しかし，もう1人の自分はやせていなければと主張します。そうしないと今よりもっとひどいことになってしまいそうなのです。ひどく太った無能な自分が想像され，もっと空虚で底知れないうつに沈み込み，誰もいず何もできない死んだほうがましな自分になってしまいそうなのです。そこには，もう取り返しのつかない人としての破局，破滅しかありえないように感じられ怯えるのです。

　怯えるだけではありません。このやせを主張する自分は，やせていることをやはり素晴らしくよいものしてとそちらへ誘い続けます。やせていくときの，あるいはやせて満足しているときの万能感に満ちた爽快感や有能感，支配感，優越感，それはうつ病の対照にある躁の感覚ですが，その強い快感を想起させ，そちらへ向かわせようとします。

　現実を認めることから生じるこころの苦痛や抑うつに持ちこたえ

るよりもそれを快感を使ってごまかすやり方を倒錯的と呼びますが，彼女らは倒錯的に，そしてこの倒錯状態を維持するには快感を注ぎ込み続けなければならないために嗜癖的に，それらの快感を手放せなくなって求めるようになります。いわば，快感に浸り続けようとして絶望的にやせにしがみつくのです（ちなみに，倒錯はこころの肛門的な活動と言われています。Meltzer, D. を参照）。

　なお，倒錯的なパーソナリティに起こることとして，自分の在り方や行為を強く正当化し，さらにはそれらにほかの人を誘い込むことがあります。これは摂食障害患者で倒錯性の強い人たちにも起こりますが，それにはここではふれません。

　ちなみに，吐くこともこうした倒錯的な在り方のひとつの表現です。彼女らは過食して吐きますが，そもそもの過食そのものは食べたいという飢餓への生理的な反応として生じるのですが，彼女らの太る恐怖はこの過食を，吐くための「やけ食い」に変えてしまいます。そしてみずからの支配によってすべてを無にするという排泄の快感のために，あえてどんどん食べて飲んで一挙に吐くのです。このときの口は，浣腸液を注入したあとの肛門のようです。

　このように彼女らは自分自身のなかでは葛藤していながらも，やせを放棄することで起こりそうな無能で空虚という抑うつ的な自分になることへの強烈な怯えと，優越した自分を感じられる躁的快感に嗜癖的に浸っておきたいゆえに，結局はやせておこうとする倒錯的な自分に強く引き止められ，自分を健康な生き方に，ふつうな在り方に向かわせることを放棄してしまうのです。

g. どうしたら，手放せるのだろうか

　むずかしい問題です。この問題があるからこそ，治療という専門

家たちの援助が必要なのです。そして，本書のような書物が必要になるのです。摂食障害の治療について何十冊という本が出ているのです。

　この家族や専門家による援助のポイントを簡略に述べますと，次のようになります。

　まず，やせておこうとするための，病的な考えや振る舞いにまつわる，彼女たちのこころの葛藤を存在していないかのようにしたりあいまいなものにしておかず，葛藤としてはっきり意識させるようにすることが必要です。つまり病的な歪んだ在り方を見て見ぬふりをしたり，放置するのではなく，彼女らの問題行動は断固としてやめさせることです。

　この働きかけに彼女らは激しく抵抗します。このときには彼女らは，もっぱらやせていようとする病気の自分を正当化し，他方家族や治療者は健康であろうとする彼女の自分を担うという，あたかも彼女の葛藤する2つの自分を彼女自身と家族あるいは治療者がそれぞれに分けて表しているかのようになってしまいます。このままでは患者と治す側の人たちの分裂した外部対立となって，彼女のこころのなかの葛藤とはなりません。ここにこの両者の対立を彼女のこころのなかの葛藤に戻すための，専門家による介入の技法が持ち込まれる必要があるのです。

　この専門的方法にはおおきくは，患者個人と治療者との間でそれを行う個人療法的やり方と，患者を含めた家族と治療者の間で行う家族療法的やり方の2通り，さらには2通りのやり方を混ぜる折衷のやり方があります。私はおおよそ2通りの前者に，本書の治療者たちは2通りの後者に力点を置いていると言えそうです。

　それはともかく，これらの治療的介入場面の重要な点は，このか

かわりによって，否が応でもこころのふれあいが起こり始めていることです。妨げられたくない，そして万能感に浸っていたい彼女たちは自分だけの自己愛的世界に浸っていようとしていました。しかしそれは，ますます彼女らを病的な世界の住人にしてしまうに過ぎません。ゆえに外の誰かが真剣にかかわることがとても大切なのです。それに，彼女らにとっても，こころの深いところで，誰かとふれあうことは思い出す限りは生まれて初めてかもしれません。

　ここにはある種の格闘／ストラグルとも言えそうなやりとりが続くことも避けられません。しかしこの結果，彼女たちはすでに述べた「やせていたい自分」とやせを手放して「健康でありたい自分」とが，自らのこころのなかにいることをしだいに確実に認めるようになるのです。

　こうして私たちは彼女の「健康でありたい自分」と手を結び，「やせていたい自分」の病的な考えや行動を彼女がきちんと識別していくのを助け，それらの病的な在り方に入らないでおれるよう，健康という普通の在り方に戻りとどまるよう援助していくのです。

　摂食障害の治療は理論上では大変簡単です。彼女たちが家族と同じ普通の食事をほぼ同じ量家族と一緒にとり，嘔吐や下剤乱用，過活動などのささいなことに見えるものも含めたやせにつながる逸脱活動をいっさいしないようにしておく，これらを続けるだけなのです。しかしこの単純なことがいかにむずかしいか，かかわった方たちがよく知っているところです。この問題の大きな要因の１つを次に見てみましょう。

h.　治させようとする家族や治療者たちの困惑……「知らない」
　　という在り方

　私たちが彼女たちを健康に戻そう，病気が治るように手助けしていこうとするときに出会うことは，彼女が現実にはどんなふうに生活を営んでいるのか，ほんとうはどう考えているのかがわからないことです。

　外来診療などで治療者たちが「おだやかな共感と受容」でもって彼女らとつきあっていますと，その場での彼女たちの発言からは，彼女らは自分自身の病気や問題をよくわかっているようです。しかしながら，しばらくしますと治療者たちは，彼女たちの語るとおりに彼女らがあるなら，彼女らのからだはやせや脱水や肌つやが回復してもっと健康に戻ったり，家族ともより親しく穏やかに交流できるはずなのに，何もよい兆しが実際にはいつまでも生じてこないことにやがて気づかされます。

　まったく何も変わらないのです。むしろ悪いほうに徐々にエスカレートしていきます。家族，とくに母親への支配やイラ立ちは強くなり，患者のやせや嘔吐はさらにひどくなっていくようで，困惑しきった母親が突然治療者に会いに来てその実態をぶちまけますし，それを受けて母親の話を聞く治療者も当惑してしまいます。

　これはいったい何なのでしょうか。

　これは，彼女たちがやせていたいことを文字どおり死守しようとするために，彼女らのやせにまつわる行動の実態やこころの事実を隠すという在り方から来ているのです。彼女ら自身は気がついているにもかかわらず，それらの実態や事実——たとえば，拒食や節食，偏食，嘔吐，やせたい気持ち，下剤の使用，カロリーしか頭にないこと，人との間がうまくやれないこと，むなしさなど——は，「知

らないこと」とされてしまいます。それらの事実は確実に存在しているのですが，彼女にとっては「知らないこと」であり，私たち，治療者や家族にも「知らないこと」にしておくのです。

ときには，そのうえに偽ったことが付け加えられます。つまり嘘——たとえば，吐いていないで3食ふつうに食べている，体重が増えてきた，ふとってよいと思っている，お母さんと仲良くしているなど——がつかれるのです。この嘘や偽りは増えていき，やがて万引きへと向かい，彼女らの反社会的性質を浮かび上がらせます。

対応する治療者たちは，これらの彼女たちの知りたくない事実，見たくない事実を知ろうとする姿勢を保ち続けなければならないのです。治療者たちは，表面的な共感と受容に安住してしまわず，彼女たちの行為の実態，さらには「こころの事実を知ろうとすること」を求められているのです。

i. この悲劇の困難な終幕

摂食障害は治るのでしょうか。

20年以上の長い経過でとらえますと，極端なやせ，頻繁な過食・嘔吐などの表面に出ている病状という点だけを見ると治ってくるといえるでしょう。あるいは，治ったように見えるところに行き着きます。私は摂食障害の大半の人は，程度の差はとても大きいのですが，ほぼ治ったか，治ったように見えるという様子に行き着くように感じています（しかし，この時点はもう青年期は終っており，もはや中年期危機の時期に前後しています。つまり1回の人生での若いときがもはや終ってしまったときなのです）。

しかし，ほんとうの問題はその人のこころにあるのです。そのこころが，言わば治ったといえる状態にあるのか，そうではなくて，

いまだ摂食障害の人特有の恐れやむなしさ，孤独感をこころに強く抱いているのかは本人自身が一番知っていることでしょう。そしてそれをいまだ知りたくない，それだけを消してしまえばよいと思い続けている人も少なくないのです。

　私が思うには，摂食障害というのはこころの悲劇です。

　起こってしまった悲劇は，彼女たちがそうしていこうとするように，いかなる方法をもってしてもなかったことにはできません。しかし悲劇を続ける必要もありません。その悲劇から災いの少ない生き方へと向かう努力は，一度しかない人生においてやってみる価値のあることだと私は思います。ですから，彼女らも勇気をもって健康への努力を試みてほしいのです。

　最後に本書を訳出された鈴木智美先生への感謝を述べたいと思います。鈴木智美先生のおかげで私は本書を読む機会を得ましたが，久しぶりに摂食障害についての事実をこまかくきちんと記載している著作に出会ったというのが，私の印象でした。

　摂食障害はとても深刻な病であるにもかかわらず，病因についても治療についても安易な発想だけで書かれた本が少なくありません。たとえばダイエットの失敗で発症した，飽食とやせを高く評価しあおりたてる今日の文化が引き起こした，ダイエットの工夫で治る，食餌指導で治る，数回の面接で治る，幼児返りさせて育て直しすればよいなど，この病に関してはあまりに浅い理解や表面的対応があふれています。

　鈴木先生は摂食障害患者の治療に意欲的に取り組み続けてきた精神科医師です。その取り組みは，彼女がそうした臨床活動と同時に営んでいた精神分析の治療と訓練に裏づけられています。精神分析

はその患者個人のこころを深く,そしてじっくりと理解していこうとする臨床方法です。この精神分析的姿勢と視点が,彼女の摂食障害患者との治療を両者にとって実り豊かなものにしています。それは実は本書の治療者たちと共通するものなのです。

私は働き始めたばかりの研修医や心理士には摂食障害の治療は薦めません。それは,この病がその理解やかかわりにおいてたやすいものではないことを経験的に実感しているからです。

しかし鈴木先生のような豊かな臨床経験とこころの深みを見る目を備えた指導者のもとでなら,初心の治療者も治療者として力を充分発揮できるでしょうし,患者もその治療から真の改善を得るでしょう。私はいずれ出版されるであろう,鈴木先生自身の摂食障害についての著書を楽しみにしています。

文　献

Bion, W. (1994):臨床セミナー・サンパウロ,1978,7章,9章,松木邦裕・祖父江典人訳,金剛出版,2000.

松木邦裕 (1997):摂食障害の治療技法　金剛出版.

松木邦裕 (2000):治療的接近/精神分析的精神療法　臨床精神医学講座 S4　摂食障害・性障害　中山書店.

Meltzer, D. (1966):肛門マスターベーションの投影同一化との関係　世良洋訳　松木邦裕監訳,メラニー・クライン　トゥデイ①　岩崎学術出版社,1993.

訳者略歴
鈴木智美（すずき　ともみ）
1959年　東京生まれ
福岡大学医学部卒業後，1987年より福岡大学医学部精神科勤務
1994年〜1997年　仏国パリⅩⅠ大学とモンスリ共済研究所にて研修
福岡大学医学部精神科講師を経て，
現　職　福岡共立病院，精神分析研究室
著訳書　心理学基礎事典（分担執筆　至文堂），メラニー・クライン　トゥデイ③（スピリウス編　共訳　岩崎学術出版社）

補遺略歴
松木邦裕（まつき　くにひろ）
1950年　佐賀市に生まれる
1975年　熊本大学医学部卒業
現　職　精神分析オフィス，福岡共立病院
著　書　対象関係論を学ぶ（岩崎学術出版社），摂食障害の治療技法（金剛出版）他多数

拒食症治療の手引き
家族と治療スタッフのために

ISBN4-7533-0304-7

訳
鈴木　智美

第 1 刷　2003年 8 月20日

印刷　新協印刷(株)／製本　(有)共伸舎
発行所　(株)岩崎学術出版社　〒112-0006　東京都文京区小日向1-4-8
発行者　山内　重陽
電話　03-3947-1631　FAX　03-3947-1088
2003ⓒ　岩崎学術出版社
乱丁・落丁本はおとりかえいたします。検印省略

精神分析事典

●編集委員会
代表　小此木啓吾
幹事　北山　修

委員　牛島定信／狩野力八郎／衣笠隆幸／藤山直樹／松木邦裕／妙木浩之

☆編集顧問　土居健郎／西園昌久／小倉清／岩崎徹也
☆編集協力　相田信男／大野裕／岡野憲一郎／小川豊昭／笠井仁／川谷大治／斎藤久美子／鑢幹八郎／舘哲朗／馬場謙一／馬場禮子／福井敏／丸田俊彦／満岡義敬

●精神分析事典の特色
　百年余の歴史をもつ精神分析学の古典と現代にわたる重要な知見を，学派，文化，言語に偏ることなく，臨床を中心にわが国の独創的概念や国際的貢献も厳しく精選，1,147項目に収録。
　精神分析だけでなく，その応用領域に至るまで，わが国の第一人者たちによる最新の成果や知見を駆使しての執筆。
　参考文献は著作者順に整理され文献総覧として活用でき，和文・欧文・人名の詳細な索引はあらゆる分野からの使用に役立つよう工夫された。

●刊行の意図と背景
　・国際的にみて，いずれも特定の立場と学派に基づいている。それだけに，それぞれ独自の視点が明らかでそれなりの深い含蓄を持っているが，精神分析全体を展望するものとは言い難い。わが国の精神分析の輸入文化的な特質をも生かすことによって，世界で最も幅広いしかも総合的な見地からの精神分析事典を編集したい。
　・わが国の精神分析研究もすでに戦後50年の積み重ねを経て，精神分析のそれぞれの分野の主題や各概念について膨大な知識の蓄積が行なわれ，成熟を遂げて現在にいたっている。その成果を集大成する時代を迎えている。
　・またフロイトの諸概念の訳語をめぐる新たな研究の国際的動向や，わが国の日本語臨床，翻訳問題の研究が，本事典の編集作業を促進した。　　（編集委員会）

・B5判横組　712頁

タスティン入門
○自閉症の精神分析的探究

S. スペンスリー 著
井原　成男他 訳

早期関係性障害
○乳幼児期の成り立ちと
その変遷を探る

A. J. ザメロフ, R. N. エムディ 編
小此木啓吾 監修
井上　果子 他訳

親－乳幼児心理療法
○母性のコンステレーション

D. N. スターン 著
馬場禮子・青木紀久代 訳

赤ん坊と母親

D. W. ウィニコット 著
成田　善弘・根本　真弓 訳

こころの再生を求めて
○ポスト・クライン派による子ども
の心理療法

アン・アルヴァレズ 著
千原雅代・中川純子・平井正三 訳

― ※ ※ ※ ―

間主観的感性
○現代精神分析の最先端

丸田　俊彦 著

中立性と現実
○新しい精神分析理論2

岡野憲一郎 著

分析臨床での発見
○転移・解釈・罪悪感

松木　邦裕 著

対象関係論を学ぶ
◎クライン派精神分析入門
松木　邦裕　著

精神分析的心理療法の実践
◎クライエントに出会う前に
馬場　禮子　著

青年のひきこもり
◎心理社会的背景・病理・治療援助
狩野力八郎
近藤　直司　編

新しい精神分析理論
◎米国における最近の動向と「提供モデル」
岡野憲一郎　著

実践職場のメンタルヘルス
◎管理職から精神保健担当者まで
高野　良英　著

精神科養生のコツ
神田橋條治　著

女性と思春期
中村留貴子
渋沢田鶴子　編
小倉　清

大学生のための精神医学
高橋俊彦・近藤三男　著

痴呆老人からみた世界
◎老年期痴呆の精神病理
小澤　勲　著

山中康裕著作集
全6巻
編集　岸本寛史

ひたすら，たましいの叫びに耳を傾け，たましいに深く触れ，たましいの癒しにかかわってきた，著者30年の広く深い精神世界の所産の集大成。精神医学，臨床心理学，教育，福祉，哲学，宗教に関心のあるすべての方に。

①巻　たましいの窓　－児童・思春期の臨床 1
②巻　たましいの視点－児童・思春期の臨床 2
③巻　たましいと癒し－心理臨床の探究 1
④巻　たましいの深み－心理臨床の探究 2
⑤巻　たましいの形　－芸術・表現療法 1
6巻　たましいの顕現－芸術・表現療法 2

○印既刊　　　　　　　　Ａ5判　上製　平均300頁

中井久夫著作集・精神医学の経験　全8巻

1巻　分　裂　病　　　4巻　治療と治療関係
2巻　治　　　療　　　5巻　病者と社会
3巻　社会・文化　　　6巻　個人とその家族
別巻1　風景構成法　　別巻2　中井久夫共著論文集

■思春期青年期ケース研究
編集・思春期青年期ケース研究編集委員会

本シリーズは思春期青年期全般，精神医学，臨床心理学の領域で，多様なケースを詳細に取り上げ，臨床に携わる方々に若者の心の臨床を生の姿で伝えるものである。

第1巻	**摂食障害**
	小倉清・狩野力八郎責任編集
第2巻	**境界例**——パーソナリティの病理と治療
	牛島定信・舘直彦責任編集
第3巻	**不登校と適応障害**
	齊藤万比古・生地新責任編集
第4巻	**感情障害とリズム障害**
	樋口輝彦・神庭重信責任編集
第5巻	**女性と思春期**
	中村留貴子・渋沢田鶴子・小倉清責任編集
第6巻	**身体化障害**
	成田善弘・若林愼一郎責任編集
第7巻	**学校カウンセリング**
	井上洋一・清水將之責任編集
第8巻	**虐待と思春期**
	本間博彰・岩田泰子責任編集
第9巻	**暴力と思春期**
	中村伸一・生島浩責任編集

■以下続刊

初期分裂病　中安信夫・村上靖彦責任編集

■思春期青年期ケース研究編集委員

小倉　清				
乾　吉佑	井上　洋一	岩田　泰子	牛島　定信	生地　新
笠原　敏彦	狩野力八郎	川谷　大治	神庭　重信	北西　憲二
齊藤万比古	坂口　正道	渋沢田鶴子	清水　將之	生島　浩
高橋　俊彦	舘　哲朗	館　直彦	堤　啓	中村　伸一
中村留貴子	中安　信夫	成田　善弘	樋口　輝彦	本間　博彰
溝口　純二	村上　靖彦	守屋　直樹	若林愼一郎	